DE L'EMPYÈME.

Te 77 51

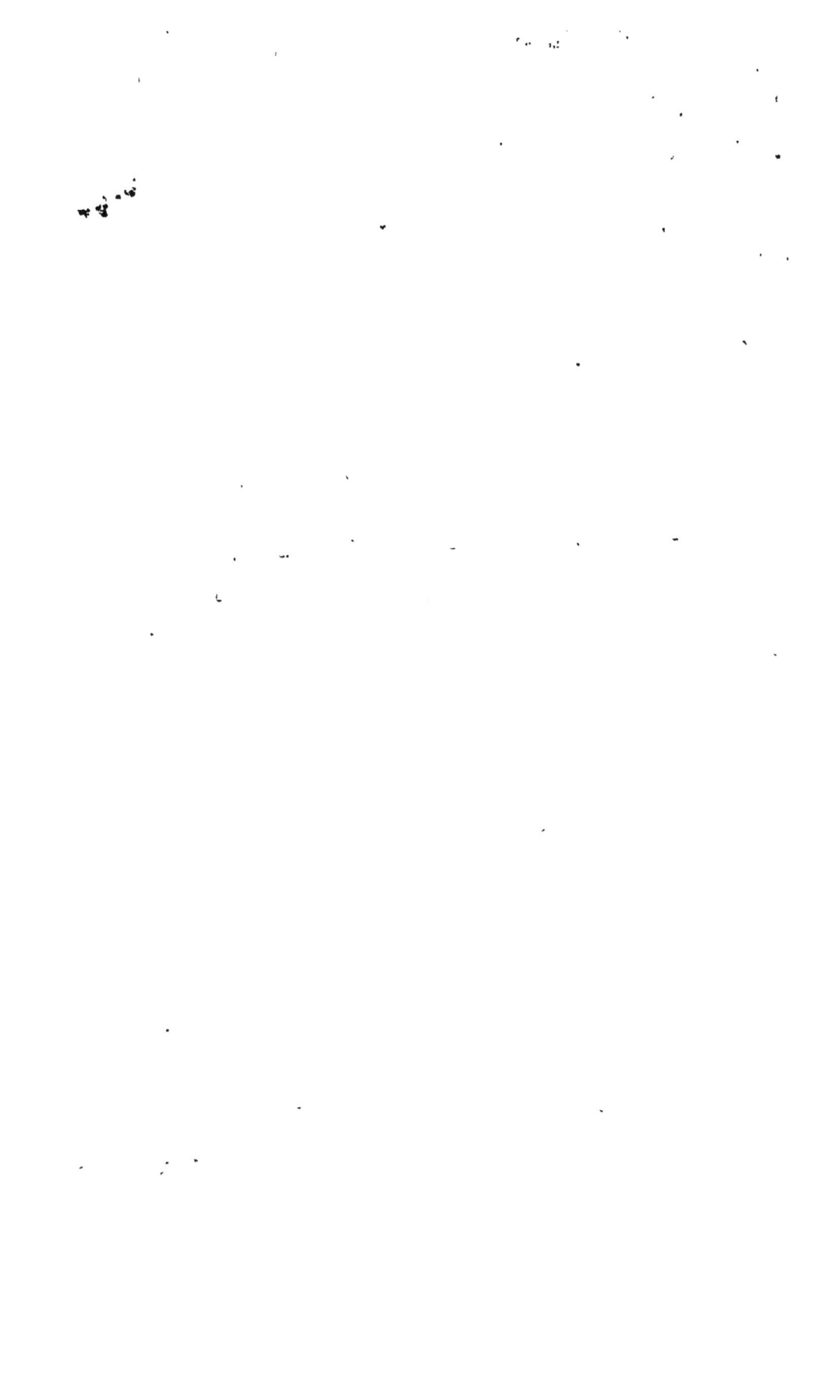

DE L'EMPYÈME,

CURE RADICALE

OBTENUE PAR L'OPÉRATION,

ET DE L'ERREUR A ÉVITER
DANS LES MALADIES DE LA POITRINE
QUI ONT CETTE TERMINAISON;

avec des observations pratiques recueillies dans les hôpitaux
militaires de Venise et de Rome;

PAR M. AUDOUARD,

ex-Médecin de ces hôpitaux et de l'armée d'Italie, Médecin de l'armée
d'Espagne, Docteur-Médecin de la faculté de Montpellier, Membre
et ancien Secrétaire de la Société de médecine-pratique de la même
ville, Membre de plusieurs Sociétés de médecine et littéraires,
ancien pharmacien des armées, etc.

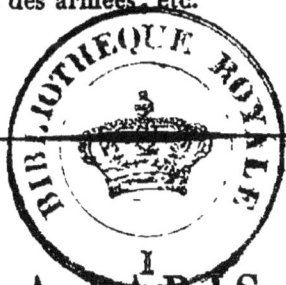

A PARIS,

Chez Méquignon l'aîné, Libraire de l'École et de la
Société de Médecine de Paris, rue de l'École de Médecine,
nᵒˢ 3 et 9, vis-à-vis celle Hautefeuille.

———————

DE L'IMPRIMERIE DE CRAPELET.

M. DCCC. VIII.

L'auteur n'avoue que les exemplaires signés de sa main.

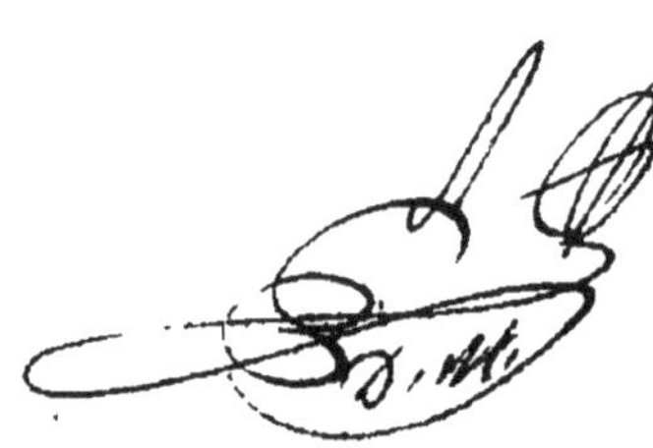

PRÉFACE.

Jusqu'a présent les journaux de médecine avaient été les seuls dépositaires de
mes observations pratiques dans les hôpitaux militaires (1); mais quelqu'agréable,
quelque propice que soit une telle voie
pour faire connaître l'application d'un
médecin; elle ne remplit pas toujours
ses vues. L'observation que je rapporte
d'un cas d'empyème, sujet principal de

(1) *Voyez* mes Mémoires; Sur les vertus anthelmintiques de la coralline rouge. *Annales de la Société de Médecine-pratique de Montpellier*, décembre 1806.

Sur les bons effets du quinquina contre la goutte;
observations recueillies à l'hôpital militaire de Venise.
Voyez *Annales*, etc. novembre 1807.

Sur les fièvres intermittentes et rémittentes per-
nicieuses observées à l'hôpital militaire de Rome.
Voyez *Annales*, etc. janvier 1808.

Sur le même sujet, un second Mémoire. Voyez
Annales, etc. mars 1808.

Sur l'origine des virus contagieux, etc. Voyez
Annales, etc. juillet 1808.

cet Ouvrage, ne pouvait, à raison de
son étendue, trouver place dans un ouvrage périodique. Alors elle eût été per-
due pour la science, et l'on décidera
qu'elle méritait d'être connue.

A cette considération se joint le dessein
de prouver que je fais ma part des devoirs
imposés à un médecin, et d'en persuader
un Respectable et Éminent Personnage
auquel cette production est destinée (1).
Elle a été rédigée avec autant de hâte

_____

(1) Le temps qui me manque, et d'autres motifs
non moins puissans, m'obligent à garder en porte-
feuille mes observations pratiques sur le rhuma-
tisme chronique, que j'ai combattu avec avantage
par une méthode nouvelle.

Pour ces mêmes raisons je diffère de donner un
Traité de l'influence délétère du climat de Venise sur
les étrangers, et propre à donner aux maladies les
plus simples une complication mortelle.

Lorsqu'il me sera permis, je donnerai aussi un Traité
sur les fièvres périodiques simples ou graves, avec
des idées nouvelles sur leur étiologie, et l'explication
des phénomènes morbifiques si variés qu'elles pré-
sentent.

que je mets d'empressement à mériter son estime et sa faveur; et mon séjour à Paris, limité par un ordre de me rendre à l'armée d'Espagne, m'a permis encore moins d'y mettre la dernière main.

Il était entré dans mes vues de faire précéder ce travail d'un Discours sur le régime intérieur des hôpitaux, d'autant que personne ne peut mieux en rendre compte qu'un médecin qui en a fait son étude journalière, et qui, dégagé de tout autre intérêt que le bien-être des malades, n'en impose pas sur le bon ou le mauvais de cet important service. Ce Discours avait reçu l'assentiment de quelques hommes vertueux qui veulent le succès de nos hôpitaux, et il était déjà entre les mains de l'Imprimeur; je l'ai retiré, craignant de heurter quelques particuliers, et de m'attirer trop d'ennemis. Je remets à un autre temps de le publier. En attendant, je ne serai pas seul à gémir dans le silence; mais tel qu'un tableau, pour être apprécié, demande un jour favorable, le vrai veut aussi l'à-propos :

Singula quæque locum teneant sortita decenter.
HORAT. *Ars Poet.*

DE L'EMPYÈME,

ET

DÉS CAS PRINCIPAUX

OU L'ON PEUT TENTER CETTE OPÉRATION.

On donnait autrefois le nom d'*empyème* à toute espèce de collection d'un fluide dans la poitrine ; on s'en est même servi pour désigner les épanchemens qui se faisaient dans l'une des principales cavités du corps indistinctement. Aujourd'hui on emploie ce mot pour exprimer un amas de pus dans la cavité thorachique ; et l'opération par laquelle on l'évacue, porte ce même nom.

Cette opération, connue depuis long-temps, est une de celles qui ont obtenu le moins de succès. Dirigée contre les effets d'une maladie préexistante, et nullement contre ses causes, on a vu ses revers se multiplier, et ceux-ci enfanter l'insouciance, et retenir la main de l'opérateur en lui montrant le doute. Néan-

moins je suis convaincu que, si on la pratiquait plus souvent, on sauverait les jours de
beaucoup d'infortunés. Combien de fois, à l'ouverture des cadavres, le médecin n'a-t-il point
déploré de n'avoir point profité des bienfaits
qu'il pouvait en attendre? et dans les hôpitaux,
ne voit-on pas trop souvent les tristes résul-
tats d'une coupable négligence? On me répon-
dra peut-être que jusqu'à présent l'état de nos
connaissances sur les maladies de la poitrine
a commandé cette retenue ; mais si un jour
plus favorable nous est donné, tâchons d'en
profiter, pour le bien de l'humanité.

S'il est vrai que dans ces derniers temps les
maladies des organes thorachiques ont occupé
particulièrement les savans ; il paraît qu'on les
considère comme ayant été trop négligées,
et je ne suis point éloigné d'un tel avis. Le
célèbre Corvisart mérite sur-tout qu'on lui
voue un tribut de reconnaissance et d'éloges,
pour l'attention singulière qu'il leur a donnée.
Après un tel maître, s'il est permis d'écrire
sur ce sujet, ce ne sera que pour fournir les
témoignages des vérités qu'il a consignées, et
montrer l'utilité de ses préceptes par les ré-
sultats de l'observation. Tel est aussi l'objet
que je me propose.

Difficulté du diagnostic dans les maladies de la poitrine.

Comment déterminer précisément le siége des maladies de la poitrine , comment les caractériser ? C'est ce que je ne crois pas sans difficulté. Cachés sous une voûte solide , les viscères de cette cavité se dérobent à l'obser‑ vation des sens. Leurs affections se passent, comme on peut dire , *intrà muros ;* et ce département du corps humain , malgré ses relations avec tout le système , n'en a que de très-indirectes avec les organes plus spécia‑ lement soumis à l'action des médicamens et à l'empire de la médecine.

En effet , si les maladies de la poitrine portent le caractère aigu , il est souvent aussi difficile de déterminer quelles sont les par‑ ties attaquées , que de proportionner l'acti‑ vité du traitement à l'intensité de l'affection. Si elles sont chroniques , cachées pendant quelque temps , elles ne sont connues que par leurs progrès ; et dans l'un et l'autre cas, le diagnostic peut être erroné. Je ne doute pas , et l'observation m'a démontré que la plupart des phthisies, dites pulmonaires, qui succèdent aux maladies inflammatoires, phthi‑

sies qui conduisent bien plus promptement à
la mort que celles qui dépendent de l'organisation, d'un vice héréditaire, de la métastase
d'une humeur, etc. je ne doute pas, dis-je,
que la plupart de ces phthisies ne soient entièrement étrangères au poumon. Que l'on
prenne pour exemple les vomiques externes
à cet organe, et mieux encore l'observation
que je vais rapporter d'un empyème : dans
tous ces cas de congestion, qui sollicitent
l'évacuation d'une humeur morbifique, il y
a expectoration d'une matière purulente ; et
la fièvre hectique, qui en est inséparable,
le dépérissement et la maigreur de l'individu,
résultat du désordre des fonctions, simulent
parfaitement une phthisie pulmonaire ; et l'on
sacrifie à cette hydre des victimes qui ne lui
étaient point réservées.

Il est vrai que l'ouverture des cadavres
chez lesquels on trouve du pus épanché dans
la poitrine, montre souvent les poumons en
suppuration dans une étendue plus ou moins
grande; mais cet état de l'organe est-il toujours primitif ou secondaire ? On ne peut
l'affirmer ; et dans le doute il est également
permis de dire que le pus fourni par une
vomique de la plèvre, etc. a vicié l'organe de
la respiration, tout comme qu'une ulcéra-

tion primitive du poumon a déterminé l'épanchement. .

Je me rappelle avoir assisté à l'ouverture
d'un cadavre à Montpellier en 1800. Cet
homme , de la maladie duquel on n'avait
point eu une connaissance exacte , portait
un empyème à gauche. Mais un phénomène
qui frappa l'attention des assistans , fut l'absence du poumon gauche. On croyait en voir
le détritus et les lambeaux dans le pus de
l'empyème ; mais après la séance , un jeune
médecin , plus attentif scrutateur , trouva le
poumon refoulé , flétri , et niché sous la cla-
vicule , et dans son intégrité. Il paraît que sa
fonction avait été ralentie et supprimée par
degrés, à mesure que l'accroissement du liquide
avait eu lieu ; circonstance qu'il n'importe
pas peu de noter , ne fût-ce que pour établir
combien la nature sait suppléer aux fonctions organiques , et sans nuire directement
à l'existence , interrompre ou paralyser par
moitié la circulation et la sanguification dans
un organe essentiel à la vie, tel que le poumon.
Morgagni, dans sa Lettre xxii , §. 8 , rapporte
une observation qui ne diffère de cette dernière qu'en ce que l'empyème était à droite.

Dehaën rapporte aussi qu'un jeune homme
qui avait reçu un coup à la partie postérieure

de la poitrine, eut une tumeur à cette même
partie, et qu'il la porta pendant six ans ; que
cette tumeur communiquait avec l'intérieur
de la poitrine, puisque tout ce temps le malade cracha du pus, et fut jugé poitrinaire.
Ayant été opérée, elle fournit, dans l'espace
de trois mois, cinquante livres de pus ; mais,
pendant tout ce temps, il n'y eut ni toux,
ni expectoration. Cet homme étant mort d'une
maladie qui compliqua la première, on en
fit l'ouverture, et l'on trouva ses poumons
très sains ; mais on découvrit des fusées et
des fistules sous le muscle très-large du dos,
qui communiquaient dans l'intérieur de la
poitrine.

J'ai eu à traiter à Rome le nommé Engel,
du régiment d'Isembourg. Sa maladie avait
été une fièvre putride dont la crise fut un
dépôt au – dessus de la malléole interne à
droite, qui fut ouvert, et auquel succéda
une maladie des poumons qui n'eut point
d'invasion connue, et qui ne fut signalée que
par la toux, des crachats purulens, et la respiration difficile. Bientôt une aphonie con-
vulsive s'y joignit, et cet homme mourut
vers la fin de novembre 1807, après trois
mois d'hôpital. A l'ouverture du cadavre, je
trouvai le larynx, la trachée-artère et les

bronches, dans l'état naturel, enduits de la
mucosité qui les lubrifie ordinairement. Je
poursuivis mes recherches dans le poumon,
en suivant les divisions principales de la trachée, et ne découvris aucun foyer purulent.
Le poumon était sain et sans adhérence ; les
autres parties de la poitrine me parurent
également saines, et je suis encore à deviner
d'où sortait le pus, et quelle a été la dernière
maladie de cet homme. C'est pour des cas pa-
reils que Baglivi a dit : *Sæpe moriuntur pul-*
monici gravissimis affecti accidentibus , et in
cadavere nihil morbosi reperitur in pulmo-
nibus (1). Ce fait est-il de nature à être mis
à côté de ceux que rapporte le professeur Corvisart en traitant des phthisies nerveuses? Je
ne me permettrai point de décider la question.

Par opposition, je pourrais rapporter que
l'autopsie cadavérique m'a montré le poumon
droit converti en une poche pleine de pus,
sa substance entièrement détruite, et cependant il n'y avait eu aucune expectoration ;
comme aussi que j'ai vu, dans un autre sujet,

---

(1) *Praxeos Medicæ Lib. 1, de raris pulmonum*
affectibus.

le poumon droit rongé, et tronqué dans sa moitié inférieure par un ulcère qui occupait une étendue égale à l'épaisseur du viscère, procurer un épanchement de pus, et néanmoins il n'y avait point de crachats purulens. Tels sont les jeux bizarres des maladies de la poitrine, et les causes fréquentes de l'erreur.

L'excellent Traité de la Phthisie pulmonaire par le professeur Baumes, nous donne l'exemple d'un homme qui fut jugé atteint de pulmonie. Au bout de quelque temps une enflure pâteuse, d'un blanc sale, se montra à l'hypocondre droit, entre la seconde et la quatrième fausse côte, et s'étendit par la suite. L'opération en fut faite; et l'instrument, à peine parvenu dans la poitrine, fit jour à une pinte de pus de bonne qualité, et les symptômes qui en avaient imposé pour une pulmonie, ne tardèrent pas à disparaître, quoique le rétablissement du sujet ait été difficile et tardif. Cet exemple est un de ceux qui se rapprochent le plus de l'observation, que je rapporterai bientôt.

Mon journal de pratique me fournit l'observation singulière d'une péripneumonie vermineuse qui ne tend pas moins que les exemples précédens, à prouver qu'il est facile d'errer dans le diagnostic des maladies de la poitrine... Le 25 mars 1807, entra à l'hôpital militaire de Venise le nommé Demarçais, du 42ᵉ régiment de ligne. Une face animée, sous un teint bilieux, une violente douleur de poitrine, un pouls plein et fréquent, beaucoup de chaleur à la peau, et la langue couverte d'une couche bilieuse, étaient les principaux symptômes de sa maladie. Je le traitai pour une péripneumonie bilieuse. Les crachats furent teints de sang dès les premiers jours, et se dépouillèrent bientôt des stries, pour n'être qu'une mucosité de couleur pistache, fétide et étendue dans une certaine quantité d'eau ; ce qui ressemblait assez bien à la matière d'un empyème. Les choses se passèrent ainsi jusqu'au 8 avril ; le malade ne reprenait point ses forces. A cette époque il vomit un ver lombric. Je donnai les anthelmintiques, qui en firent sortir plusieurs autres par la bouche et par les selles. Après l'expulsion de ces insectes, les symptômes de péripneumonie cessèrent, et l'homme fut rétabli en très-peu de jours.

Comment expliquer l'affection du poumon dans ces cas de maladie des organes de la digestion, si ce n'est en rejetant l'idée d'une inflammation primitive ou essentielle des poumons ou de la plèvre, et en reconnaissant

qu'une irritation sympathique fixée sur ces
derniers, met obstacle à la circulation du
sang, et détermine une fluxion plus ou moins
grave? C'est ainsi que l'on expliquerait plusieurs cas de goutte remontée.

D'après ces faits, on ne peut révoquer en
doute que le poumon peut rester isolé et
sain au milieu des désordres très-graves qui
se passent dans la poitrine, et que l'expectoration du pus, la fièvre hectique et la con-
somption du corps ne sont pas toujours des
signes certains de sa lésion; d'où l'on peut
s'être mépris plus d'une fois en concluant à
l'existence d'une phthisie pulmonaire; erreur
qui une fois posée, fait abandonner les recherches ultérieures sur la maladie, favorise
l'apathie d'une médecine expectante, et fait
compter avec résignation, et une coupable
indifférence, les derniers jours des infortunés
qui en ont été l'objet.

Telle eût été la terminaison du nommé
Baizer, dont je vais rapporter l'observation,
si je m'étais arrêté à l'opinion générale et à
celle que m'en avait laissée mon prédécesseur.

*Observation d'un cas d'empyème, et succès
de l'opération.*

Jean-Joseph Baizer, soldat au 52ᵉ régiment
de ligne, âgé de 22 ans environ, natif de
Monteux, département de Vaucluse, faisait
partie d'un détachement de conscrits qui,
dans le mois de février 1807, se rendait à
Naples pour y joindre le régiment. Arrivé
à Rome le 21 de ce mois, il se plaignit d'un
point de côté à la partie droite de la poitrine.
Il y séjourna vingt-quatre heures ; et ce repos
ayant calmé sa douleur, il crut pouvoir continuer la route avec ses camarades. Il partit
en effet le 23 ; mais la pluie qui le prit aux
portes de Rome, l'accompagna jusqu'à Velletri, distant de vingt-cinq milles, où, pressé
plus vivement par la douleur de poitrine, il
se détermina à entrer à l'hôpital.

La maladie pour laquelle il entra était,
autant que j'ai pu en juger par le rapport
qu'il m'en a fait, une pleuro-péripneumonie
bilieuse ; tels en étaient les principaux symptômes. La douleur qui s'était manifestée
d'abord à la poitrine ayant été sans fièvre,
avait seulement diminué l'appétit. Du 23 au
24, exposé à la pluie dans une saison encore

froide, une violente douleur sous le teton
droit, la fièvre, la toux, la difficulté de respirer, les crachats très-légèrement teints de
sang, mais jaunes et amers, une bouche très-
pâteuse, point d'appétit, et un mal-aise général; annoncèrent une affection qui voulait
de prompts secours.

L'hôpital de Velletri était desservi par des
frères religieux qui, moins médecins que rou-
tiniers, étaient chargés du service de santé et
de l'administration ; réunion de fonctions
extrêmement funeste. Ce militaire y fut saigné quatre jours après son entrée, et on lui
appliqua un vésicatoire au cou le jour même
de la saignée. La douleur thorachique céda
un peu, mais elle reparut les jours suivans ;
et pour la calmer, on se borna à l'application
d'une brique chaude, ce qui fut continué
pendant six jours. Au rapport du malade,
aucune boisson ni potion ne lui furent pres-
crites ; cependant la douleur diminua, l'expectoration ne fut pas long-temps sanguino-
lente, mais elle se soutint muqueuse ; on
lui donna quelques alimens, qui furent la po-
lente ou bouillie de farine de blé de Turquie.
La douleur de poitrine et l'expectoration per-
sistaient, sans trop incommoder le malade;
son appétit était médiocre, mais il ne pou-

vait reprendre sa force première ; et, dans l'impossibilité de continuer sa route , il fut évacué sur l'hôpital militaire de Rome, où il arriva le 26 mars 1807.

L'évacuation ayant été mal dirigée , cet homme fit une partie de la route sur une charrette, et partie à pied. A son arrivée il fut plus vivement pressé par son point de côté, on lui prescrivit des boissons délayantes, des potions anodines, et des lavemens. Le malade demandait d'être saigné, ce qui lui fut accordé au bout de quatre jours. Cette saignée n'ayant pas procuré de soulagement, il en demandait une seconde ; mais elle ne fut accordée, vu son état de faiblesse, que huit jours après la première. Pendant le mois d'avril, les forces déclinèrent, et l'expecto- ration d'une matière mucoso - purulente augmenta progressivement. Il paraît, d'après l'idée qu'en a donnée le malade, qu'une fièvre lente s'y était jointe, laquelle ne fut interrompue que par un érésypèle à la face, qui fut avec une fièvre plus violente. Après cette maladie intercurrente, l'affection primitive eut une marche erratique, la fièvre reparaissait et se calmait après peu de jours ; la douleur de poitrine persistant, on appliqua des vésicatoires sur la partie et aux bras.

J'ignore ce que produisirent ces exutoires ; mais il paraît vraisemblable qu'ils eurent peu d'effet, puisque la fièvre lente et une expectoration purulente avaient conduit le malade dans le marasme, état dans lequel je le trouvai le 20 mai, époque à laquelle je pris le service de l'hôpital de Rome.

Mon prédécesseur, en me remettant les malades, me désigna ce *Baizer* comme poitrinaire. Il le tenait à la diète lactée, et à un traitement analogue.

Je l'examinai avec attention, et je notai l'état suivant : maigreur générale, peau aride et rugeuse, pouls fébrile, face décolorée, yeux tristes, languissans, et profondément enfoncés dans la cavité orbitaire, gêne de la respiration, douleur sous le teton droit, cette partie du thorax et le sternum rendant par la percussion un son obscur, décubitus facile et à volonté, toux habituelle, expectoration mucoso - purulente, un peu verdâtre, et en quantité, évacuations alvines, fréquentes et molles, signe de l'atonie des organes digestifs, point d'appétit, sommeil difficile, forces presque anéanties.

Je donnai quelques béchiques seulement, n'ayant point sur cette maladie des notions différentes de celles de mon prédécesseur.

Huit jours furent donnés à l'observation, qui me montra de plus en plus l'empire, que la faiblesse générale acquérait sur cet individu.

Au bout de ce temps, j'observai que le teton droit était proéminent ; j'y portai la main, et j'y trouvai une tumeur à base très large, peu élevée, plate, dure, indolente, nullement rouge ni chaude. Elle eût été dite plutôt tumeur tophacée que phlegmoneuse ; quinze jours se passèrent sans qu'elle présentât de changement notoire. Néanmoins je fus convaincu qu'elle était produite par l'abord de quelque humeur, le malade m'ayant assuré qu'un mois auparavant elle s'était montrée, et terminée par résolution.

Je doutai si actuellement elle aurait la même terminaison ; et la considérant, au contraire, comme un moyen de judication favorable, je crus devoir la conduire à suppuration. Les topiques furent administrés en conséquence ; et vers le 15 juin, cette tumeur étant plus élevée, et présentant de la fluctuation, je priai mon collègue le chirurgien-major d'en faire l'ouverture, qui fut exécutée avec l'instrument tranchant, la pierre à cautère tentée n'ayant pas réussi, à cause sans doute de sa mauvaise qualité.

Cette opération pratiquée sous mes yeux,

je notai les phénomènes suivans : Le malade
couché presque horizontalement, on voyait
la tumeur proéminente arrondie, et de la
grosseur d'une demi-coque d'œuf de poule,
située entre la quatrième et la cinquième
côte supérieure, vers leur extrémité cartila-
gineuse. Nous jugeâmes qu'elle contenait un
liquide ; elle fut ouverte dans la direction des
fibres du grand pectoral. Nous fûmes con-
vaincus que l'instrument avait atteint le foyer,
et néanmoins il n'y eut point issue de pus ;
elle fournit des bords de la plaie un peu de
sang, et s'affaissa comme aurait fait une tumeur emphysémateuse. A cet événement,
l'opérateur conçut des doutes sur sa nature ;
mais plus rassuré, je fis asseoir le malade,
le corps un peu penché en avant, et immédiatement le pus sortit par la plaie, en quantité de quatre onces environ. Le pansement
fut fait de manière à permettre la sortie
d'autre pus.

Lorsque je pensais avoir beaucoup obtenu
par la sortie de ce pus, la nature, ou peut-être
les contractions que détermina chez cet individu l'appareil ou la douleur de l'opération,
amenèrent l'évacuation d'une matière plus
purulente que muqueuse, qui eut lieu par
une expectoration abondante et comme par

bouchées. Sa quantité peut être évaluée à
plus d'une livre et demie ; sa qualité était la
même que les crachats des jours antécédens.
Cet événement, qui se termina en peu d'instans, eut lieu deux heures après l'opération ; et dès ce moment le malade cessa de
tousser et de cracher pendant quinze jours;
il put manger quelque chose avec appétit.

Cette suppression de l'expectoration, la respiration qui n'en était pas rendue difficile, et
les forces qui semblaient renaître, m'éclairèrent
beaucoup dans le diagnostic de cette maladie,
et me guidèrent dans ce que j'entrepris par
la suite pour sauver les jours de cet individu.
Sa plaie fut pansée simplement; elle fournissait fort peu de pus.

Cependant le bien-être apparent dont avait
joui le malade après l'opération, ne fut pas
de longue durée. Dès les premiers jours de
juillet je vis reparaître une toux habituelle,
l'expectoration se rétablit, et la matière expec-
torée était séro-purulente et verdâtre. Mes
espérances sur la cure diminuèrent, et je
pensai que cet homme était retombé dans le
premier état. Sa plaie ne se fermait pas ; elle
était entretenue par la sortie d'un peu de pus.
Il y fut pratiqué des injections détersives,

2

et je m'apperçus que ces injections ne sortaient pas ; je les fis supprimer.

Vers le 15 juillet, le malade se plaignit
d'une douleur gravative dans la région du
foie ; il ne pouvait se coucher que dans une
position presque verticale ; il n'avait plus
d'appétit, plus de force pour sortir de son
lit, sa maigreur était extrême, et, comme on
dit, les os lui perçaient la peau, car il était
entamé au sacrum et aux trokanters ; il avait
perdu presque tous ses cheveux, sa figure
était décomposée, ses yeux enfoncés, sa
bouche aride, et les pieds étaient infiltrés,
l'expectoration allait toujours croissant, la
plaie était presque fermée, la fièvre lente le
minait, et le marasme le plus complet annonçait sa fin prochaine.

Piqué par l'idée que cet homme n'avait
point une maladie des poumons, je l'examinai avec une attention nouvelle, et je recon-
nus un liquide épanché dans la poitrine. Le
son obscur rendu par cette cavité explorée
dans tous les sens, et mieux encore le flot
sensible à l'ouïe, lorsque je balançais le corps,
tel qu'on l'observerait en agitant légèrement
un tonneau presque plein d'eau, me firent
revenir au diagnostic que j'avais porté le

jour de l'opération de la tumeur, et je me
décidai pour l'empyème.

Je communiquai ma décison au chirurgien-major de l'hôpital, et voulus avoir son
avis préalablement. Il reconnut l'épanchement dans la poitrine, et le danger très-pro-
chain de la suffocation par l'accumulation du
liquide. Il vit la nécessité de pratiquer l'empyème ; mais il trouva le malade si faible, et
dans un tel état de marasme, qu'il douta de
la possibilité de terminer l'opération sans voir
arriver la mort. Il eut de la peine à admettre
ma façon de penser sur l'état des organes
thorachiques, et je ne le décidai à opérer,
qu'en lui disant que je voulais faire une tentative, le salut de cet homme étant inespéré,
vu que sa mort était marquée à trois ou
quatre jours : l'opération fut exécutée le 17 juillet, au milieu d'une nombreuse assemblée.

Je ne m'arrêterai point à détailler ici le
manuel de cette opération, où il s'agit de
choisir la partie la plus déclive de la poitrine, soit à droite, soit à gauche, et d'ouvrir l'espace intercostal avec les précautions
nécessaires, pour éviter, d'une part, de léser
les organes contenus, et de l'autre, de couper
l'artère intercostale, ou de toucher de trop
près le bord de la côte inférieure, crainte d'y

établir une maladie de l'os. L'opérateur eut égard à toutes ces circonstances, et l'opération fut pratiquée avec habileté.

L'ouverture faite de l'étendue d'un pouce, à droite, (1) donna aussi-tôt un jet d'une eau épaisse, blanchie par du pus délayé tirant sur le vert, d'une odeur très fétide, qui jaillit à quatre pas de distance sur les assistans, que l'opération ou l'intérêt qu'inspirait le malade, avait attirés en grand nombre. Cette évacuation eut lieu avec la même force pendant cinq minutes. On peut évaluer la quantité du pus qui sortit, à cinq ou six pintes de Paris. Le malade fut pansé et porté à son lit, où il annonça se sentir très soulagé.

Le pansement fut répété deux fois le jour. Je fis pratiquer des injections détersives, au moyen desquelles je fis sortir de la poitrine des flocons caséeux, résultat de la coagulation et de la stagnation du pus, et qui sont

---

(1) On serait peu tenté de pratiquer cette opération à droite, si l'on s'en rapportait aux écrits d'Hippocrate. W. *De Morbis Lib.* III. *Optandum autem est ex sinistra, nam dextras urere aut secare lethalius est, quanto enim robustiores sunt dextræ partes, tanto etiam fortiores morbi in ipsis fiunt.* Baglivi a adopté cette opinion dans son entier.

cette matière ou hypostase muqueuse ou cré-
meuse dont on trouve l'intérieur de la poitrine et le diaphragme tapissés dans les cas
des congestions qui succèdent aux grandes
inflammations de cette cavité. A chaque pansement, un plumaceau très épais de charpie,
les linges du corps, le lit même, étaient
traversés par la matière qui sortait de la plaie,
le pus était moins fétide, et ne conservait
qu'une teinte légèrement verte. Les jours suivans je fis alterner les injections détersives
avec celles de la décoction de quinquina
miellée et laudanisée.

L'expectoration, qui, jusqu'au moment de
l'opération, avait été abondante, et fournissait du pus, cessa entièrement dès ce jour,
et n'a plus reparu désormais : la respiration
devint parfaitement libre ; mais la fièvre
lente et la faiblesse des organes qui entrete-
naient le marasme, n'avaient pu si promptement céder, ni reconnaître le meilleur ordre
des choses.

Tenant plus que jamais à mon opinion sur
le bon état de l'organe de la respiration, et
basant là-dessus mes espérances, je crus
n'avoir d'autre vue à remplir que celle de
rétablir les forces en relevant le ton de la
faculté digestive. A cet effet je donnai une

potion composée de 8 onces d'une décoction
légère de quinquina, 40 gouttes laud. liq. de
Sydenham, et s. q. de sirop; je prescrivis
aussi du vin, rendu plus cordial par l'addi-
tion de la teinture de cannelle et du sirop; je
donnai quelques bols d'extrait de quinquina;
pour boisson, la décoction blanche de Sydenham; et pour nourriture, des bouillons consommés.

Le 23 juillet, la diarrhée, qui jusqu'alors
avait été très-modérée, devint plus forte, et
inquiétait le malade, trop faible d'ailleurs
pour supporter la fatigue de l'assistance que
lui donnaient les infirmiers pour le tenir en
état de propreté. Néanmoins, considérant
cette évacuation comme sollicitée par la nature dans un moment où je devais supposer
que celle-ci pouvait plus utilement travailler
au retour du bon ordre, je ne m'en occupai
point. Elle ne m'empêcha même pas de mettre
à exécution le dessein antérieurement formé
de donner le lait d'ânesse, et dont l'usage fut
prescrit le 24. Je considérais mon malade
comme un individu dont la vie commençait,
et dont les organes digestifs devaient être
conduits des alimens d'une assimilation facile,
à d'autres qui demandaient un travail plus
fort, et une plus grande énergie vitale.

Le 26, la diarrhée était beaucoup calmée, et le malade voulut manger. Je lui permis deux onces de pain deux fois le jour, et un peu de volaille ; je lui continuai ses bouillons consommés, et le traitement déjà indiqué.

La plaie, pansée deux fois le jour, fournissait, outre ce que contenaient la charpie et les linges, deux à trois onces de pus délayé, qui sortait en plus grande quantité si, par l'inspiration ou la toux, le malade étant assis sur son lit, je faisais diminuer le vide de la capacité thorachique. A la sortie du pus succédait l'émission d'un peu d'air qui s'échappait par crépitations, en formant avec le pus comme des bulles savonneuses. Je faisais injecter la poitrine alternativement avec les décoctions d'orge ou de quinquina miellées et laudanisées. Dans les temps de repos, le malade sentait l'air entrer et sortir par la plaie, et cela se faisait avec un bruit analogue à celui d'un soufflet de cheminée.

Le malade, toujours très maigre, reprenait cependant courage. Il s'était vu si près de la mort ; et les aumôniers de l'hôpital, dans leur pieux ministère, l'avaient tellement exhorté à oublier ce monde, que le mieux où il se trouvait lui permettant quelqu'espérance, il secouait volontiers l'empire

que la religion obtient toujours à notre heure
dernière. Les reliques dont il était chargé,
tristes, mais précieux passeports pour l'éter-
nité, il les considérait d'un œil moins affligé ;
et déjà son esprit, plus rassuré, mettait leur
efficacité en balance avec l'utilité de la médecine, et, timide encore, n'osait décider à
laquelle des deux il devait la vie. Son appétit allait croissant, et par gradation j'augmen-
tais ses alimens. A la fin de juillet son pouls
était devenu régulier, son œil plus vif, ses
forces augmentaient; il était déjà en état de
descendre de son lit pour se mettre sur la
garde-robe; enfin, le 2 août, il voulut avoir,
et je lui accordai la demi-portion, c'est-à-dire,
sept onces de pain, matin et soir, et une cote-
lette de veau, ce qui lui fut continué jusqu'à
la fin du mois, y joignant même quelques
alimens légers.

Le traitement était toujours composé de lait
d'ânesse, de la décoction de quinquina, des
vins cordiaux, des bols d'extrait de quinquina, auquel j'associais l'opium. Je conti-
nuais de donner pour boisson la décoction
blanche ; un julep anodin était prescrit pour le
soir. Le pansement exécuté comme il a été dit
en dernier lieu, n'offrait aucun résultat différent.

Le premier septembre, le malade sortait de son lit et se promenait dans la salle. Il se fatigua du lait d'ânesse , pour lequel il prit de la répugnance , ayant appris alors seulement d'où on le tirait , et s'étant estimé trompé : car je lui en avais laissé ignorer la qualité, connaissant la prévention et les craintes attachées à la prescription de ce lait : je le lui supprimai, et donnai seulement quatre bols d'extrait de quinquina et deux grains d'opium, y joignant quelquefois des bols où entrait le baume de copahu. La nourriture était la demi - portion , une soupe de vermicelle , et quelques alimens légers , matin et soir.

Le 5, cet homme me montra, au-dessus du teton droit, une tumeur située à côté de celle qui avait existé déjà , et qui lui causait une douleur interne et externe fort incommode. Cette tumeur avait peu d'apparence dans les momens de repos, mais par la toux elle se gonfloit dans le mode des hernies, et s'affaissait aussi-tôt. Au toucher on y reconnaissait un liquide, et un petit gargouillement indiquait la présence de l'air. Je la surnommai emphysemato-purulente ; j'estimai inutile de l'ouvrir , espérant qu'elle communiquerait ou se verserait dans l'intérieur , et que le

liquide qu'elle contenait sortirait par l'ouverture de l'empyème.

Le 9, une petite fièvre rémittente quotidienne se montra ; peu de jours après je prescrivis la décoction de quinquina réitérée.
Cette fièvre dépendait-elle de la constitution
régnante, où ses analogues abondaient, ou
bien était-elle déterminée par le travail de la
suppuration ? c'est ce que je ne cherchai pas
trop à éclaircir. Le malade conservait son appétit ; néanmoins je diminuai un peu ses
vivres. Cette fièvre cessa.

Une douleur sourde l'occupait à droite,
depuis le teton jusqu'à l'ouverture de l'empyème, et le malade sentait comme une
traînée de liquide qui suivait cette direction.
Il avait observé que ce liquide ayant parcouru ce trajet, sortait peu après par l'ouverture intercostale, et qu'un mieux être s'en-
suivait ; je me convainquis aussi que si je
pressais la tumeur du plat de ma main, le
malade étant assis sur son lit, et s'exerçant
à tousser, je procurais la sortie d'une matière
purulente assez liée. Malgré cette suppuration abondante, l'ouverture de l'empyème,
dont les bords étaient d'une belle couleur,
semblait disposée à se cicatriser. J'y fis introduire une languette qui, ayant causé trop

d'irritation, fut supprimée peu de jours après.

Le 22, la douleur sous le teton droit était grande, et se propageait sous l'aisselle. Une petite fièvre continue s'y était jointe avec chaleur assez intense de la peau, la tumeur augmentait de volume. Je diminuai considérablement la nourriture, et le traitement consista dans quelques bols de camphre et de mercure doux. La décoction blanche était toujours la boisson ordinaire.

Mon collègue le chirurgien-major, que la curiosité attirait souvent auprès de mon malade, me parla de cette tumeur, et me proposa d'en faire l'ouverture. Je ne fus pas de son avis, très persuadé que, quoiqu'externe, elle communiquait à un foyer intérieur qui deversait la matière non loin de l'issue pratiquée pour l'empyème; telle d'ailleurs avait été mon attente avant que je connusse sa marche; depuis quelques jours, en effet, la plaie donnait un pus épais et abondant.

Le 26, ce pus était mêlé d'un peu de sérosité; mais il perdit sa qualité séro-purulente, et devint plus consistant. Le 29 il sortait en quantité de quatre onces par jour : cette évacuation dura ainsi jusqu'au 10 octobre, et alors elle diminua avec assez de rapidité, au point que la charpie était à peine mouillée.

La douleur sous l'aisselle était bien diminuée aussi, la tumeur moins volumineuse ,
et le malade plus satisfait ; en un mot, je vis
une amélioration sensible dans son état. Néanmoins la douleur sous le teton se faisait sentir
encore, et le toucher faisait entendre dans
la tumeur le gargouillement produit par l'air
subdivisé dans un fluide un peu dense.

J'abandonnai au temps et aux forces , qui
se régénéraient à mesure, de vider et de tarir
cette poche purulente interne. La promenade,
quelques remèdes fortifians et une nourriture
modérée, furent les seuls moyens employés
pour réaliser cette heureuse attente ; la plaie
donnait tantôt plus, tantôt moins de matière,
dont la consistance variait aussi ; l'appétit
était bon , et la maigreur disparaissait.

Nous étions au 15 novembre, et la tumeur,
ainsi que la douleur dont il vient d'être question, n'existaient plus ; l'ouverture de l'empyème ne fournissait aucun liquide ; elle avait
cependant à-peu-près l'étendue que le bistouri lui avait donnée ; et ses bords, d'une
couleur belle, sans irritation ni ulcération ,
semblaient se couvrir d'une pellicule qui annonçait une cicatrisation prochaine , sans
réunion. Mon intention n'était certainement

pas de laisser une ouverture à la poitrine, et voyant l'écoulement du pus terminé, je crus pouvoir la fermer.

J'en fis rapprocher les bords au moyen de bandelettes agglutinatives ; mais trois jours après je fus obligé de renoncer à cette manœuvre, à cause d'une irritation locale et d'une inflammation. Une petite toux qui était survenue me confirma la nécessité de supprimer les bandelettes, ce qui fut fait, et la plaie fut pansée simplement comme par le passé ; les jours suivans elle fournit à peine un léger suintement. Le malade, pourvu d'un très bon appétit, étoit aux trois quarts de portion, matin et soir ; il avait, en outre, une soupe de vermicelle, et quelques alimens légers; le retour de son embonpoint était manifeste, ses forces étaient bonnes ; il se promenait tout le jour à pied en ville ou à la campagne, et promettait une guérison très prochaine. Un nouvel accident troubla pour quelques jours ce bien-être.

Au 12 décembre environ, il se plaignit de chaleur et de douleur sous le cartilage des troisième et quatrième vraies côtes, lieu de la cicatrice de la première tumeur ; le pouls indiqua un peu de fièvre, l'appétit diminua. Je diminuai aussi les vivres, et je restai en expectative. La plaie de l'empyème donnait une sérosité blanche qui traversait le plumaceau de charpie; et le lendemain de ce trouble, une tumeur sphérique, grosse comme un œuf de pigeon, fît saillie entre les côtes, à la cicatrice sternale ; elle était rouge et douloureuse; je la traitai par les émolliens, et elle vint à suppuration peu de jours après. Elle donna peu de matière, et se cicatrisa à la fin de janvier, ayant été fistuleuse jusqu'alors, et ne fournissant, dans les derniers temps, que quelques gouttes de sérosité limpide, et quelques bulles d'air; elle ne parut point, comme la précédente , avoir communiqué avec l'empyème. Ce dernier fournissait toujours un petit suintement.

Depuis ma tentative pour la réunion, au moyen des bandelettes, je n'avais cessé de craindre la formation d'un autre empyème, si je l'eusse essayée de nouveau; c'eût été, comme l'on dit, enfermer le loup dans la bergerie. Je préférai commettre ce soin à la nature, aidée de quelques moyens.

A cet effet, au commencement de janvier, voyant que la suppuration ne tarissoit pas, j'eus recours aux moyens révulsifs, pour détourner la tendance fluxionnaire, et je fis appliquer un cautère au bras droit. Le traite-

ment consista dans une boisson diaphoré-
tique et tonique ; savoir, l'infusion de fleurs
de pavot rouge édulcorée et stibiée. Je donnai
toujours le vin cordial, et les alimens étaient
en proportion de l'appétit, qui était des
meilleurs.

Pendant les mois de janvier, février, mars
et avril, cet homme fut traité avec uniformité, et comme je viens de le dire. Son cautère s'établit, aucun autre phénomène inter-
current ne survint, la suppuration de l'empyème diminua, et fut de temps en temps
supprimée totalement, pendant huit ou dix
jours consécutifs, après quoi elle reparaissait,
mais en petite quantité. La plaie elle-même
était réduite à un point fistuleux qu'un grain
de blé aurait bouché. La santé de ce militaire
se rétablit parfaitement ; il reprit son embonpoint naturel et ses forces. Les tumeurs sur la
poitrine ne reparurent plus ; et il ne lui a resté,
de tant de maux, qu'une légère difficulté de
respirer lorsqu'il monte un escalier ou qu'il
précipite sa marche.

Au mois de mai, l'ouverture de l'empyème
a reparu entièrement fermée pendant plusieurs
jours ; d'autres fois elle donnait comme une ou
deux larmes de sérosité, que je supposais être
fournie par les vaisseaux cutanés, plutôt que

par la cavité de la poitrine ; la charpie n'en
était point mouillée ; enfin , cet homme était
si content de son état , et sentait ses forces si
bonnes, qu'il a voulu quitter l'hôpital , et en
est sorti le 20 juin , pour rejoindre son régiment à Bologne. Je lui ai conseillé de ne pas
fermer son cautère de long-temps , et d'éviter
les causes des maladies d'hiver qui portent sur
la poitrine. De l'aveu de tous ceux qui l'ont
connu , soit messieurs les officiers supérieurs
de la division , qui venaient le voir par curiosité , soit mes collègues et mes collabora-
teurs dans l'hôpital de Rome , et autres employés, ce militaire est véritablement un autre
Lazare ressuscité.

Voilà une de ces maladies que l'erreur ou
la légèreté aurait appelée phthisie pulmonaire,
et dont le diagnostic que j'en portai, bien
éloigné d'une telle opinion, paraît à peine
vraisemblable , lorsqu'on ne connaît point
dans son entier cette intéressante observation. Cette cure, que j'ai obtenue après une
des opérations chirurgicales qui promettent
le moins de succès, m'a coûté un an d'un
traitement méthodique et très minutieux ;
et l'on peut évaluer à vingt pintes environ
le pus qui , dans cet espace de temps, est
sorti de la poitrine par l'ouverture qui y

fut pratiquée. C'est un des cas les plus rares d'un triomphe assuré de l'art sur la maladie, et d'autant plus louable, que rien n'a été commis au hasard, que tout y a été calculé et prévu. C'est encore une de ces circonstances où la médecine et la chirurgie se réunissent utilement, et se prêtent leur lumière et leurs moyens pour le bien de l'homme. Sans l'opération de l'empyème, ce militaire n'avait que deux ou trois jours à vivre; sans le traitement sage qu'il a reçu, ce premier secours était perdu pour lui, puisque ses organes, frappés d'inertie, ont reçu par degrés une nouvelle vie. Ici le médecin a été cet artiste habile, qui, s'exerçant sur une matière brute ou sur une ébauche insignifiante, lui donne par degrés une forme nouvelle, et en fait l'image fidèle du sentiment et de la vie.

Pour que cette observation devienne de plus en plus utile, analysons la maladie; et puisque, heureusement pour l'individu, nous ne pouvons tirer de l'inspection oculaire la connaissance des parties malades, cherchons sa nature dans les traits ou les phénomènes qu'elle a présentés. Cette digression ne sera pas dénuée d'intérêt.

Analyse de cette Maladie.

Il n'est pas douteux que, dans le principe, la maladie du nommé Baizer ne fût une pleuro-péripneumonie dans laquelle la plèvre était plus particulièrement attaquée, et que l'affection du poumon n'ait cédé, tandis que les resultats de l'inflammation, réunis entre les lames de la plèvre, y formaient une congestion dite vulgairement vomique.

Quel siége peut-on précisément assigner à cette vomique? Est-ce entre les lames du médiastin, et a-t-elle fusé entre la plèvre et les côtes? ou bien le poumon droit étant adhérent par sa base et son bord interne, à la plèvre costale, servait il de parois à un kyste que l'on supposerait situé entre lui et le médiastin? ou bien encore le poumon adhérent dans une grande étendue a-t-il participé avec la plèvre à la formation de cette quantité considérable de pus? La première proposition me paraît vraisemblable ; la seconde peut avoir des partisans, et a quelques probabilités pour elle; la troisième doit être rejetée.

Cette vomique était de la nature de celles dont l'évacuation difficile, ou extrêmement lente, fait que la maladie se revêt des symptômes de la phthisie pulmonaire, ou qu'elle se convertit en cette dernière. Quelquefois il arrive qu'une personne a eu une inflammation de poitrine qui a parcouru ses périodes ; déjà la convalescence fait espérer le retour de la santé, mais espérance vaine ; le malade demeure faible et languissant ; la toux, une expectoration de mauvais caractère réveillent les plus vives inquiétudes, il existe un dépôt dans la poitrine ; mais pour l'ordinaire les forces sont fort diminuées, et la nature n'a que peu ou point de moyens pour opérer une terminaison heureuse.

Ainsi chez mon malade, tout ce qu'il avait éprouvé dans le commencement, et le traitement assez mal entendu qu'il avait subi d'abord à Velletri, puis à Rome, la toux opiniâtre, les crachats purulens, la fièvre hectique et le marasme, indiquaient une maladie grave de la poitrine, sans la caractériser précisément. Mais un premier trait de lumière fut la tumeur qui se manifesta à la fin du mois de mai ; je la considérai comme un effort de la nature. Elle indiqua un foyer qui correspondait au siége de la douleur primitive, et fit mieux connaître la maladie chronique qui avait succédé.

Je remarque que cette tumeur venait de

l'intérieur de la poitrine, qu'à peine les tégumens avaient été divisés, que le foyer fut
ouvert; que l'instrument n'avait point coupé
le muscle intercostal, mais que ce dernier
avait été rongé par le pus qui y avait été long-
temps en contact; circonstances qui servent
à prouver combien est fondée mon opinion
sur le siége de la vomique.

Les circonstances qui accompagnèrent cette
opération furent bien plus indicatives encore,
et me fournirent les signes rationnels qui me
guidèrent dans tout le reste du traitement.
On a vu que la tumeur disparut après l'incision, le malade étant couché horizontalement; l'écoulement du pus, lorsqu'il fut dans
une position verticale ou penché en avant; la
sortie d'une vomique peu d'instans après l'opération, la suppression absolue de la toux et de
l'expectoration pendant quinze jours, et un
meilleur ordre de choses dans toute la machine, d'où j'estimai que la tumeur avait son
foyer immédiatement sous les côtes, lequel,
comprimé par le poumon dans la position
verticale, laissa sortir une portion de la matière contenue dans le kyste, que la rupture
de la vomique fut provoquée par quelque
circonstance heureuse, comme j'ai eu occasion de le dire; mais que si la toux et l'expec-

toration furent supprimées dès ce moment,
on doit en conclure que le poumon n'était
point attaqué, et que tous les désordres étaient
extérieurs à lui.

Cette dernière conséquence fut par la suite
la base de mes espérances ; et certes il était
temps de pouvoir en former d'heureuses, car
l'état du malade, pris en somme, était fort inquiétant.

J'ai rapporté que les injections détersives
que je faisais pousser dans la plaie costo-
sternale, que je fis supprimer, ne sortaient
pas. Elles s'épanchaient donc quelque part; et
je suis persuadé qu'après avoir délayé du pus
contenu dans le kyste, elles tombaient dans la
poitrine et augmentaient l'empyème, qui jusqu'alors n'avait pas été volumineux. C'est
aussi à cette époque que reparut une expectoration séro-purulente produite par l'empyème
qui croissait rapidement, et qui me fut signalé
le 17 juillet, jour de l'opération.

Mais à quelle époque avait commencé cet
empyème ? Ayant supposé que la vomique
était entre la plèvre et les côtes, je ne puis
imaginer qu'il existât avant l'ouverture de
la tumeur par l'instrument ; et je crois pouvoir dire qu'elle avait eu trois manières de se
vider, 1°. par la plaie; 2°. par l'expectoration ;

3°. par l'épanchement dans la poitrine. Cette dernière terminaison sera donc le commencement de l'empyème ; et j'avancerai encore que si ce pus épanché ne produisit pas de grands désordres, c'est que son âcreté fut affaiblie par de l'eau qui se trouvait dans la poitrine, chose fort aisée à croire. Mais tout ceci ne pouvait avoir lieu, si la plèvre n'avait été intéressée, et je crois qu'il s'y fit plus d'une crevasse.

L'état du malade était fort inquiétant ; et il faut avouer que les observations que me faisait le chirurgien-major sur l'inutilité et le danger de l'opération de l'empyème, n'étaient point sans fondement ; mais j'avais toujours présente à l'esprit l'idée que le poumon n'était point attaqué, et j'eusse été coupable d'abandonner cet homme à une mort certaine, tandis que quelque espérance m'était promise encore.

Mais si un pus fétide sortant avec impétuosité par l'ouverture de l'empyème, est d'un pronostic mortel, comme le pensait Boerhaave (W. *Aphor. 1193*), et si la vétusté de l'empyème, l'extinction des forces, la chute des cheveux, la diarrhée et le marasme sont, selon le même auteur (*Aphor. 1195*), des signes non moins fâcheux, il est certain que

je devais craindre pour mon malade, puisqu'il les réunissait tous.

Un nouveau phénomène à noter fut la suppression , pour la seconde fois , de l'expectoration , lorsque l'empyème fut vidé ; ce qui
confirma mes conjectures sur l'état sain du
poumon, aussi bien.que la ressemblance que
je trouvai entre la matière de l'empyème et
celle des, crachats avant l'opération. Il faut
ajouter à ceci plusieurs autres circonstances
exposées dans le narré de l'observation , et
l'on sera de mon avis sur le diagnostic.

Au demeurant, les auteurs sont d'un avis
unanime sur l'empyème qui succède à l'ulcération. du poumon. Il n'est point d'espoir de
guérison , parce qu'il est impossible que le
malade se rétablisse , c'est-à-dire que l'organe
de la respiration se délivre de l'ulcère qui le
ronge. Aussi Baglivi, en parlant de la faculté
supposée aux poumons de se régénérer, cite
cette opinion des auteurs qui l'ont précédé ;
moins pour invoquer une présomption favorable à la guérison , que pour en montrer la
difficulté extrême. Ainsi je ne pouvais pas
supposer que le poumon fût attaqué , lorsque
je travaillais avec tant de confiance à sauver
les jours de mon malade.

On a bien voulu invoquer l'émission de l'air

par l'ouverture de l'empyème, pour en dé-
duire que le poumon n'était pas aussi intact
que je le pensais. Mais outre qu'il est difficile d'associer l'idée de l'ulcération de ce viscère et de la dilacération des vaisseaux aériens,
avec la cessation assez rapide des principaux
phénomènes de la maladie, et avec le rétablissement de l'individu, il me paraît plus
raisonnable de dire que, dans l'expiration naturelle, l'air pénétrait dans la poitrine par
l'ouverture costo-dorsale, puisque le volume
du poumon, diminué, y laissait du vide, et
qu'il en était chassé au moment de l'inspiration, puisqu'alors la cavité thorachique était
occupée par l'organe dilaté. Il est même démontré que l'air sortait par la plaie au moment où le poumon s'emplissait, que le bruit
qu'il faisait alors, tel que lorsqu'il est poussé
par un soufflet de cheminée, se répétait avec
la lenteur ou la fréquence de la respiration ;
et à moins de supposer les poumons capables
d'exécuter dans le même temps les mouvemens opposés d'expiration et d'aspiration, il
faut dire que l'air entrait par la plaie, au
moyen de laquelle s'opérait une respiration
illégitime dans des temps, et par un méca-
nisme opposés à ceux du poumon.

Je viens de dire que l'air pénétrait dans la

poitrine, et je pense qu'il y fut en quantité après l'opération et les jours qui la suivirent; car, quoique la respiration soit devenue plus libre alors, j'estime que le poumon droit n'avait pas une force d'expension suffisante pour occuper tout le vide qu'avait laissé la sortie du pus. Cet organe, en effet, habitué à exercer sa fonction avec peu de moyens, ou en étant privé absolument, était depuis quelque temps réduit à un volume très resserré, et ne fut pas tout-à-coup capable de se distendre. C'eût été peut-être un événement malheureux, si l'air avait pu parvenir rapidement aux dernières cellules, et les dilater; car ne peut-on pas supposer que la fibre pulmonaire, contractée jusqu'alors, aride et privée de souplesse à cause du dessèchement que le marasme avait introduit dans tous les organes, ne pouvait, sans se rompre, se prêter à une extension d'autant plus grande, que la maigreur générale donnait plus de capacité à la poitrine? Cette quantité d'air dont la poitrine était remplie, fut-elle nuisible au malade, ou procura-t-elle quelque bien? c'est ce que je discuterai ailleurs.

Cependant on pourrait m'objecter que l'explication mécanique que je viens de donner, est démentie par la facilité avec laquelle on

distend les poumons d'un animal mort, en les
soufflant par la trachée, et que, selon ma
manière de voir, des organes privés de vie
et détachés de l'individu, devraient opposer
plus de difficulté à être distendus. Mais on
considérera que, dans la respiration, l'air est
introduit dans les poumons par un mouvement vital qui leur est propre et qui l'y attire,
et qu'alors il est dépourvu de la force d'im-
pulsion qui lui est imprimée par l'insufflation.

Le régime et le traitement auxquels j'avais
soumis mon malade, avaient un succès notoire, et avec la plus vive satisfaction je
voyais ses forces renaître, et le corps reprendre à mesure.

Mais il n'est pas à croire que le kyste,
quoique vidé par les trois issues que je lui ai
supposées, l'eût été en entier, ou eût cessé de
procréer et de fournir du pus. Si la difficulté
de connaître l'état des parties s'oppose à ce
qu'on établisse un raisonnement péremptoire,
les symptômes de la maladie conduisent à des
conjectures très probables, et je pense qu'il
exista long-temps après l'opération un foyer
de suppuration divisé en plusieurs loges,
situé à droite au dessous de l'extrémité cartila-
gineuse des troisième, quatrième et cinquième

vraies côtes, qui peut-être même s'étendait
plus inférieurement. Tel était le siége du
point de côté qui commença la maladie.

C'est ce foyer qui, cherchant une issue,
produisit la première tumeur près du sternum ; c'est encore à lui que je rapporterai
celle observée le 5 septembre, que j'ai sur-
nommée emphysémato-purulente ; la douleur
sous l'aisselle qui l'accompagnait, n'était que
la fatigue qu'éprouvait le muscle grand-pec-
toral, et qui se faisait plus particulièrement
ressentir à son attache principale. L'air que
contenait cette dernière tumeur, je le suppose venir de l'ouverture de l'empyème, et
refoulé jusque dans le kyste par les oscillations du poumon, en passant à travers les
lames de la plèvre ou du médiastin, ou par
une ascension naturelle à sa légèreté relative,
en suivant la direction contraire du pus, qui,
du kyste, descendait par quelque fusée, sans
doute jusqu'à l'empyème.

Nous avons vu, en effet, que le malade
éprouvait le sentiment de la descente ou chute
d'un liquide qui sortait immédiatement après
par l'ouverture costo-dorsale, ayant une consistance plus épaisse que la matière de l'empyème, et indiquant qu'il n'avait point sé-
journé dans la partie inférieure de la poi-

trine. Ne serait-il pas possible que ce pus, qui venait directement à l'ouverture de l'empyème, eût fusé entre les côtes et la plèvre? Cette présomption ne me paraît pas invraisemblable. Les essais même que je fis en comprimant la tumeur lorsque le malade toussait, et l'apparition du pus immédiatement, m'en donnent la conviction.

La facilité avec laquelle cette tumeur se vidait, me dissuada de la faire ouvrir, autant que l'opposition qu'y mettait le malade, déjà effrayé de voir se répéter, sur son corps, les coups de bistouri. La quantité de pus qui sortit par l'empyème, du 15 septembre au 10 octobre, indique une congestion considérable, ou même l'ouverture d'un autre kyste. Cette opinion est fortifiée par la suppression assez rapide d'une suppuration abondante; suppression qui était complète avant le 15 novembre, époque à laquelle je tentai de réunir les bords de la plaie.

Cette tentative était prématurée; l'événement le démontra. Le 12 décembre, une tumeur nouvelle, naissant près du sternum, à l'ancienne cicatrice, annonçait que le kyste n'était pas entièrement vidé, ni consolidé, et je devais m'attendre à quelqu'autre grande suppuration. Cependant il n'en fut rien, et je jugeai cette tumeur isolée, n'ayant point de communication avec l'empyème. Ce dernier, en effet, ne fournissait plus qu'un suintement séreux, résultat de l'atonie des vaisseaux absorbans.

Il paraît que la tendance des humeurs vers la poitrine, entretenait un écoulement aux deux plaies, passées à l'état fistuleux; mais il est constant aussi que le cautère a rompu cette tendance, puisque du moment qu'il a été établi, le foyer sous-costal a été tari, et que les mouvemens fluxionnaires ont été interrompus.

Il résulte de l'examen de cette maladie, qu'elle doit être partagée en trois temps, où l'on vit, 1°. une pleuro-péripneumonie, qui engendra une collection de pus isolée, connue sous le nom de vomique de la plèvre; 2°. une phthisie occulte entretenue par cette vomique, qui se vida par suppuration ou abcès, par déjection et par épanchement; 3°. un empyème résultant de l'épanchement, et entretenu par un foyer de suppuration situé sous les côtes; ce qui constitue trois maladies consécutives extrêmement graves. Je ne pense pas que les côtes ou le sternum aient été attaqués de carie, malgré le long séjour du pus dans leur voisinage.

Des principales maladies qui se terminent par un empyème, et des circonstances où l'on devra pratiquer l'opération.

Si j'ai manifesté que l'on peut, avec fondement, faire à beaucoup de praticiens le reproche de ne pas recourir assez souvent à l'opération de l'empyème, que l'on n'imagine pas, pour cela, que j'engage à prendre l'acier toutes les fois qu'il y a un épanchement dans la poitrine. Je veux être utile à l'humanité, mais je ne prêche point l'homicide ; et si le succès a couronné mon entreprise dans le cas que je viens de rapporter, que pour cela on ne tente point inconsidérément l'opération. J'en connais le danger et l'inefficacité dans beaucoup de circonstances. *Experimentum periculosum, judicium difficile,* a dit le père de la médecine ; et l'empyème est une de ces maladies dont les symptômes doivent être évalués par un esprit habitué à juger sainement, et saisis à temps opportun. Il est de ses symptômes qui n'ont que la durée de ces météores qui effleurent la surface du globe, ou se dessinent à peine au firmament pour nous présager quelque révolution. Aussi doit-on s'appliquer à connaître ce qui a précédé l'état actuel ;

et la maladie doit être appréciée non moins rationnellement que sous le point de vue topographique.

S'il y a lésion d'un organe essentiel à la vie, l'opération sera une entreprise vaine ; et l'on peut établir, comme règle générale, qu'une maladie chronique des parties contenues est incurable, tandis que les parties contenantes qui n'ont point à remplir des fonctions nécessaires pour la vie, pouvant plus facilement revenir à l'état physiologique dans des temps plus ou moins longs, permettent plus d'espoir de guérison. Ces dernières sont la plèvre, le péricarde, le diaphragme, et les muscles qui lient le squelette de cette cavité, ou qui en remplissent les vides. Parmi les premières on compte les poumons, le cœur, et les troncs principaux du système dont il est le centre. On peut y comprendre aussi le foie et la rate, quoique situés extérieurement, parce que dans les inflammations dont ils sont le siége, ils contractent des adhérences avec le diaphragme qui leur est contigu, et leurs abcès peuvent se faire jour à travers ce muscle, et se répandre dans la poitrine. Cependant l'empyème fourni par l'un ou l'autre de ces viscères, est plus susceptible de guérison, puisque leurs maladies sont estimées moins graves que celles du poumon ou du cœur.

Cela posé, nous devrons examiner séparément les différentes maladies qui peuvent occasionner l'empyème, afin de donner quelqu'indice sur les cas où l'on pourra tenter utilement l'opération.

Ces maladies sont la péripneumonie, la pleurésie, les maladies du cœur et des gros troncs artériels ou veineux, la péricardite, la paraphrénésie, les plaies pénétrantes, l'hé-patite et la splénite.

Péripneumonie et Pleurésie.

La péripneumonie et la pleurésie sont deux maladies inflammatoires dont les symptômes ont tant de rapport entre eux, qu'il est ordinairement aussi inutile de les considérer séparément, que difficile de se persuader de leur existence isolée. Jean-Pierre Frank et beaucoup d'auteurs dignes d'estime, n'admettent pas que le poumon puisse être malade sans la plèvre; et l'autopsie cadavérique né nous montre, en effet, que des cas extrêmement rares où, ayant été enflammé, il n'adhère pas aux côtes par l'intermédiaire de cette membrane.

Mais dans ces cas d'inflammation, la modi-
fication et l'atténuation de la maladie peuvent
être en faveur ou du poumon ou de la plèvre,
et alors c'est l'un ou l'autre de ces organes
qui devient le centre de la fluxion. C'est
cette distinction qu'il importerait beaucoup
de faire, si l'on supposait que l'inflammation se terminera par une vomique ou un
empyème, car s'il intéresse peu pour le
traitement de la péripneumonie ou de la
pleurésie de les distinguer, il n'en est pas
de même pour les suites qu'elles laissent après
elles.

Considérant donc que l'organe de la respiration est devenu le foyer d'une inflammation violente, si cette inflammation ne s'est
point terminée par résolution, et si les pro-
duits de la coction n'ont pas été chassés par
l'expectoration, ils se réunissent dans des tu-
bercules plus ou moins étendus ou multipliés
qui occupent l'un ou l'autre lobe du poumon,
quelquefois tous les deux, et constituent s'ils
sont petits, la phthisie pulmonaire tubercu-
leuse, maladie dans laquelle la substance du
poumon se trouve lardée par de petits foyers
purulens, dont l'évacuation est très difficile,
et l'action érosive continuelle. Si ces foyers
sont moins nombreux, ou s'ils se réunissent,

4

ils forment des poches plus ou moins grandes
qui ne sont pas d'un pronostic plus heureux.
Telles sont les vomiques multiples du poumon; mais si l'inflammation, au lieu d'attaquer
les deux lobes du poumon ou même un seul
d'entr'eux dans toute son intégrité, se limite à
un point circonscrit, ce lieu devient le foyer
d'une congestion purulente, ou vomique qui
peut être évacuée de trois manières; 1°. par
l'expectoration, si elle est située dans la partie
supérieure du poumon ; 2°. en fusant entre
les lames de la plèvre; 3°. en se vidant directement dans la poitrine, ce qui constitue
l'empyème.

Si l'évacuation a eu lieu par l'expectoration
la nature a pris la voie naturelle, et il peut se
faire que la substance du poumon n'ait pas
été attaquée assez profondément pour constituer une maladie chronique. On ne peut pas
former le même présage, si le pus long-temps
retenu dans l'organe, a dû faire des efforts
pour en sortir, parce qu'il ne peut y parvenir sans détruire la portion du poumon
par laquelle il s'abcède, ou sans avoir ser-
penté quelque temps dans sa substance, travail qui ne peut se faire sans corroder l'organe, ce qui conduit à une présomption d'autant plus fondée de l'incurabilité, que l'on

estimera mieux les circonstances qui tendent
à y entretenir la fluxion.

Le poumon en effet, devant recevoir et
transmettre tout le sang qui circule dans le
corps.; s'il y a eu obstruction à l'extrémité
des artères pulmonaires, le sang que ces vaisseaux apportent dans le lieu de l'inflammation s'accumule, ne pouvant être repris, augmente la masse des humeurs fermentatives ,
et par conséquent le pus. C'est ce qui fait que
les vomiques pulmonaires croissent avec beaucoup de rapidité, et crèvent le quinzième
jour, au plus tard le vingt-deuxième, selon
Hipocrate. Telle est aussi la raison pour
laquelle la suppuration du poumon est si abondante et que l'empyème augmente avec rapidité, pendant que l'expectoration rejette au-
dehors une quantité considérable de matière
qui ne tarit jamais.

Un autre inconvénient naîtra de l'épanchement de la vomique pulmonaire, s'il a lieu
par quelques fusées, dans les duplicatures du
médiastin. Dans ce cas le pus qui est sorti
constitue une vomique de la plèvre, mais le
poumon n'est point débarrassé pour cela, car
il fournit toujours à ce nouveau foyer, avec
lequel il communique, et cette communication ne contribue pas moins à sa destruction.

La vomique pulmonaire se vidant directement dans la poitrine, n'a délivré l'organe
que d'une humeur étrangère et nuisible, sans
pour cela faire cesser la maladie principale,
ni tarir la source de cette même humeur. Rien
ne promet que le sac se sera vidé en entier,
ni qu'il se détergera. Bien au contraire, l'organisation et la fonction du poumon doivent
faire penser qu'il s'y est établi un ulcère incurable. Sur tous ces cas, écoutons Aretæe :
*Pulmo enim neque talem odoris fœtiditatem ;
neque ulcera, neque saniosos humores sustinet.* (*De causis et sig. morb. ac. L. 1. c. 9.*)
—Ainsi l'opération de l'empyème ne seroit
qu'une tentative inutile.

J'ai dit que si l'inflammation pèse plus spécialement sur la plèvre, cette membrane devient le centre fluxionnaire ; et aussi facilement que dans le poumon, il s'y amassera
une quantité de pus dite vomique de la plèvre,
parce que ses lames sont les parois ou l'enveloppe de cette humeur étrangère. Nous
venons de voir encore que la vomique pulmonaire peut s'épancher dans la plèvre ou
dans le médiastin, d'où la plèvre est sujette
à deux sortes de vomique d'un pronostic bien
différent. J'appelle la première idiopathique,
et la seconde acquise, distinction qu'il est

d'autant plus essentiel de faire, que la dernière causant un empyème, on ne devra pas
attendre de l'opération une issue plus heureuse que dans le cas de la vomique pulmo-
maire.

On se persuade aisément que la vomique
idiopathique de la plèvre se forme dans un
concours de circonstances plus heureuses que
celle du poumon : le sang qui y abonde bien
moins que dans ce dernier, n'a pas fourni à
l'inflammation la matière d'une suppuration
abondante. Si cette membrane est ulcérée, les
causes d'irritation capables d'entretenir cet
ulcère manquent en quelque sorte, car l'air
n'y aborde pas, ses mouvemens plus lents et
plus généraux n'ont point pour effet, comme
ceux du poumon, de dilacérer une cicatrice
commençante et d'anéantir jusqu'à la moindre
disposition à la cicatrisation, et le pus lui-
même doit être moins âcre et moins corro-
dant, puisque l'humeur excrétée habituelle-
ment par la plèvre est un lénitif, un dissol-
vant et un atténuant de ses qualités acrimo-
nieuses.

Il est vrai que l'on auroit quelquefois à
s'étonner de ce que la plèvre, membrane mince
et pourvue de peu de vaisseaux sanguins,
peut fournir matière à une grande suppura-

tion; sur cela, l'ouverture des cadavres nous en apprend mieux que le raisonnement. On trouve, en effet, des cas très variés où cette membrane est tantôt phlogosée et libre, d'autres fois ayant contracté des adhérences; tantôt blanche ou diaphane, ou rouge, d'autres fois fournissant une exsudation de nature albumineuse dont elle se forme un enduit, ou filtrant une sérosité diversement colorée, et dans ces divers états pathologiques donnant naissance à un empyème; ou réunissant les humeurs dans des cellules formées dans sa duplicature ou par les adhérences qu'elle contracte, elle devient le siége des congestions dites vomiques.

La vomique idiopathique de la plèvre a, comme celle du poumon, trois manières de se vider : 1°. par l'expectoration ; 2°. par une tumeur ou abcès à travers les espaces intercostaux ; 3°. par épanchement. L'observation que j'ai rapportée est un exemple où la nature a opéré ces trois moyens de solution.

Il est si bien avéré que la collection du pus entre les lames de la plèvre ne demande que d'être évacuée, et ne laisse pas après elle une maladie locale difficile à guérir, que l'on a proposé et exécuté de lui faire jour à travers le sternum. Lisez, dans Galien, l'observa-

tion rare d'un enfant, qui, ayant reçu un
coup sur le sternum, fut quelque temps malade. Sur le lieu de la contusion se forma
une plaie ulcéreuse qui ne tarda pas à dé-
générer en sphacèle, et qui entraîna la carie
de l'os. Cette partie du sternum ayant été en-
levée, le péricarde se trouva à découvert,
et on le vit suppuré. Galien rapporte aussi
avoir vu le cœur à nu, et le malade guérit.
L'opération qui fut pratiquée dans ce cas a
été dite empyème de la plèvre. Ce n'est pas
la même que celle dont je m'occupe, et il
faut que nous attendions que la vomique ait
produit l'épanchement à l'intérieur.

Que la vomique plévrale idiopathique existe
encore, ou qu'elle soit abcédée, on doit estimer que la plèvre n'ayant à remplir qu'une
fonction passive qui n'intéresse pas autant
la vie animale que celle du poumon, son état
pathologique importe beaucoup moins, et
cède même avec plus de facilité. Ainsi, lorsqu'elle aura produit l'épanchement, si l'on
tente l'opération de l'empyème, le rétablissement de l'individu aura lieu, si déjà les
fonctions principales ne sont pas perverties,
comme il arrive lorsque la circulation ayant
entraîné du pus, et que celui-ci étant de nature âcre, a corrompu les humeurs naturelles.

et établi le marasme. Ce désordre des fonctions n'étant pas démonstrativement prouvé,
il n'y aura pas d'inconvénient à tenter l'opération. Le succès de cette dernière peut encore être retardé ou rendu nul par la carie
interne des côtes ou du sternnm ; mais cette
complication, qui est toujours occulte, ne
retient pas la main de l'opérateur.

J'ai démontré qu'il importe de s'assurer
quel est l'état pathologique du poumon ou
de la plèvre lorsque l'empyème est formé,
afin de ne tenter l'opération qu'avec quelque
espoir de réussite. Voyons maintenant par
quels moyens on peut acquérir ce diagnostic.

Pour connaître d'où l'empyème a tiré sa
source, et si le poumon est malade, on aura
égard aux symptômes qui auront appartenu
à la maladie primitive et aux phénomènes
consécutifs ; et malgré la difficulté de distinguer d'une manière formelle la péripneumonie de la pleurésie par des symptômes
propres à chacune, il n'est pas rare que dans
le cours du traitement on parvienne à dé-
couvrir si c'est le poumon ou la plèvre qui
a souffert ; mais si le doute existe encore,
ou si le malade est soumis à l'examen d'un
médecin qui n'a pas été témoin de la maladie
inflammatoire ou maladie première, comme

il peut arriver, on devra se régler d'après les données suivantes.

Les signes qui sont particuliers à la maladie du poumon, sont la rougeur des pommettes, et quelquefois de celle seulement du côté où est la maladie, cette rougeur contrastant avec la blancheur ou la pâleur de la face; une douleur profonde dans la poitrine, la gêne de la respiration, une voix rauque ou plus ou moins éteinte, la toux, l'expectoration d'une matière purulente mêlée de mucus, de bulles d'air, et d'un goût salé, la fièvre hectique, le dessèchement du corps; et si le poumon est adhérent aux côtes, on reconnaît le lieu de l'adhérence par la percussion qui ne produit qu'un son obscur, ou en appliquant la main sur la poitrine en même temps que l'on fait parler le malade à voix basse, on sent alors sous la main la vibration de l'air; ce dernier signe est infaillible.

On pourrait dire qu'il n'y a presque point de signe qui annonce que la plèvre a contenu une vomique, parce que les principaux désordres cessent dès l'instant de l'évacuation. Il n'y a d'exception que pour les cas où la membrane ayant été phlogosée, continue à fournir une suppuration plus ou moins abondante, ce qui arrive lorsqu'après une inflammation aiguë de la plèvre le malade ne se rétablit pas, et qu'il est inquiété par une toux sèche, qu'il est foible, et qu'après avoir passé quelque temps dans cet état de chronicité, temps qui peut se porter à plusieurs mois, à un an même, il rend tout-à-coup une grande quantité de pus, et qu'à dater de ce moment il y a du mieux, quoique l'expectoration purulente continue encore (1), parce qu'elle est entretenue par la phlogose de la plèvre, et qu'à mesure que cette membrane revient à l'état naturel, la maladie cesse aussi.

Ce qui est arrivé pour cette vomique vidée à l'extérieur, peut se rencontrer dans celle qui se verse dans la cavité thorachique; aussi, lorsqu'après l'affection aiguë de la poitrine le malade ne se rétablit pas, et qu'au bout d'un certain temps il éprouve une lipothimie, et se trouve soulagé d'un poids et d'une douleur qu'il sentait dans le voisinage du sternum principalement, sans toutefois qu'il soit sorti par les crachats une matière insolite, on devra penser qu'une vomique de la plèvre s'est ou-

(1) Voyez un de ces cas dans le *Traité de la Phthisie pulmonaire* par le professeur Baumes, deuxième édit., tom. I, page 409. *Paris*, 1805.

verte à l'intérieur, et a formé un empyème.
Il sera d'autant plus à croire que cet empyème est dû à une vomique essentielle de
la plèvre, que l'expectoration du pus com-
mencera quinze jours ou un mois après que
la rupture de la vomique aura été signalée par
quelque grand trouble. Mais s'il est probable
que la plèvre a été phlogosée par le long séjour du pus, il n'est pas à désespérer de sa
guérison, puisque nous venons de voir que
cette phlogose cesse, que la suppuration et
l'expectoration se suppriment, et que le malade se rétablit.

Si l'inflammation de la plèvre a été unique,
il est rare qu'elle ait produit plus d'un foyer
de suppuration et plus d'une collection. Si,
au contraire, elle a été partagée en divers
temps, ou si même la fluxion a, par les relations de voisinage, suscité d'autres inflammations partielles et latentes, alors, au lieu
d'un kyste isolé, on aura une vomique bi-
loculaire, triloculaire, etc. et chacune de
ces loges voudra, pour être vidée, un travail particulier, et sa rupture déterminera
les mêmes symptômes qu'une vomique essentielle et unique. C'est dans ces dernières, sur-
tout, que la plèvre étant phlogosée, la guérison est extrêmement tardive.

A part ces cas de l'affection concomitante
et consécutive de la plèvre, il est difficile
de reconnaître positivement si l'empyème
vient d'une vomique de cette membrane,
puisqu'elle est devenue étrangère à la maladie présente, et c'est alors qu'il faut recourir à la connaissance de ce qui a précédé.

Les traits généraux que l'on peut donner
d'une vomique de la plèvre sont, que si elle
a été close, elle n'a point fourni à l'expectoration, et il y a eu une toux sèche ; le malade a senti sous le sternum une pesanteur
continuelle, quelquefois le balancement d'une
masse ou d'un liquide étranger qu'il reconnaît suivre les mouvemens du corps couché à
droite ou à gauche. Si, au contraire, elle fournissait aux crachats en simulant une phthisie
pulmonaire, on aura été à même d'observer
que le pus ne sort point mêlé d'air, mais
qu'il est délayé dans une certaine quantité de
sérosité, et que l'expectoration a été supprimée en entier après un moment de mal-aise,
accompagné souvent de lipothimie, accident
presque inséparable de la rupture d'une vomique ; et comme l'expectoration n'avait lieu
que pour vider le pus excédant la capacité
de la vomique, elle doit cesser dès l'instant
que cette vomique, ouverte dans une partie

plus déclive, a versé en tout où en partie le pus qu'elle contenait. Il y a eu chaleur et douleur sous le sternum, ou en dérivant à droite ou à gauche, selon le site du kyste; mais la face a été toujours d'une pâleur terne, l'absence de la rougeur des pommettes indiquant plus de liberté de la circulation dans le poumon; la peau de tout le corps est rude et squammeuse, et non lisse et molle comme dans la pulmonie; la respiration moins gênée, et la poitrine, qui ne rendait point de son par la percussion sur le sternum, résonne bien autrement après l'épanchement. Les tumeurs que l'on aura observées dans le voisinage du sternum indiqueront plus particulièrement le siége de la vomique.

C'est ainsi que l'on reconnaîtra si l'empyème a succédé à l'inflammation et à la vomique de la plèvre, et l'on devra attendre une heureuse réussite de l'opération.

Maladies du cœur et du péricarde.

Le cœur et le péricarde se trouvent dans une hypothèse pathologique analogue à celle du poumon et de la plèvre; l'un et l'autre peuvent souffrir d'inflammation ; mais celle du péricarde est plus commune que celle du

cœur, et nous verrons par quelles circonstances multipliées il peut en être atteint.

Le cœur, organe principal dans l'organisation de l'homme, enveloppé d'une double
membrane, est situé dans l'espace que laisse
l'écartement des deux lames du médiastin
entre les poumons, et touche ou repose, en
quelque sorte, sur le diaphragme; il est sujet
à des maladies qui ne sont pas toutes du
même ordre, et il en est qui ne doivent rien
de leur origine aux dérangemens de ses fonctions ni aux vices du systême dont il est le
centre, mais plutôt à la métastase d'une humeur qui s'est fixée sur lui. C'est ainsi que
l'on a vu une dartre répercutée, des ulcères
invétérés aux jambes qui se sont fermés, la
rentrée des éruptions des maladies de l'enfance lorsqu'elles attaquent les adultes, etc.
produire un ulcère au cœur; qu'une inflammation du péricarde a donné lieu à des adhérences à la suite desquelles le cœur s'est ul-
céré; que dans la substance musculeuse de
ce viscère naissent des phlegmons; qu'il peut
être blessé, et porter pendant quelque temps
cette blessure qui se convertit en un ulcère,
et que toutes ces maladies, ainsi dégénérées,
fournissent une humeur hétérogène qui se
réunit dans le péricarde comme dans un ré-

servoir, ce qui place le cœur dans un milieu
de putréfaction très propre à entretenir la
maladie première, ou à en développer de
plus fâcheuses encore. Touchant cet état pathologique, Aretæe s'exprime comme il a dit
du poumon : *Cor neque saniosos humores,
neque ulcera sustinet.* C'est cette humeur qui,
se délayant dans la sérosité qui abonde dans
le péricarde dans presque toutes les maladies
du cœur, forme la matière d'une collection;
ou qui, irritant le péricarde, y suscite une
inflammation d'où peut survenir une suppuration, et dans l'un et l'autre cas se terminer
par un épanchement dans la cavité thorachique.

Le péricarde, avons-nous dit, est susceptible d'inflammation, et telle est la maladie
la plus ordinaire de cette membrane, soit à
cause de sa structure, soit à raison de son
voisinage avec le médiastin, le poumon, la
plèvre costale et le diaphragme, parties qui
s'enflamment très facilement. Ainsi, il con-
viendrait de distinguer la péricardite en idiopathique et en sympathique, mais cette distinction importe peu à mon sujet; car, lors
même qu'elle seroit supposée de la première
espèce, je ne conseillerai point de chercher
à vider par l'opération la vomique qui s'y

serait formée, ainsi que l'ont fait Galien
à l'avantage du malade, y étant guidé par
la marche naturelle de la maladie, et De-
sault infructueusement, mais bien d'attendre
qu'elle se soit rompue pour se verser dans
la poitrine, et constituer l'empyème. Il n'y
a qu'une seule circonstance qui milite en faveur de l'opération pratiquée à la région du
cœur, savoir, lorsque le péricarde étant adhérent aux côtes, on peut supposer que le pus
sera versé au dehors, et qu'il ne prendra
point d'autre route. Mais quel œil pénétrant
acquerra un tel diagnostic? quel signe certain a-t-on d'une adhérence des viscères thorachiques aux côtes? et s'il en existait, combien ne sont-ils pas équivoques lorsque la
poitrine est supposée pleine d'un liquide? En
pratiquant cette opération, on doit s'attendre
non seulement à ne pas rencontrer le sac purulent, mais encore à vider ce sac dans la poitrine, et d'une maladie simple, quoique grave,
en faire une maladie compliquée et mortelle.
C'est une tentative peu sage que celle qui,
par une opération très dangereuse, sollicite
une autre opération, qui n'est pas d'une
moindre importance.

Ainsi le péricarde ayant souffert d'une inflammation dans les circonstances dont nous

venons de parler, ou par les causes générales
qui déterminent cet état de maladie sur les
autres organes , si cette inflammation s'est
terminée par la suppuration , le pus qu'elle
aura produit s'épanchera dans le péricarde
même et constituera une maladie que nous
avons reconnue mortelle, ou dans la poitrine,
et donnera naissance à un empyème , ou bien
encore se versera à travers les lames du
médiastin , et conduira ainsi à une vomique
acquise de la plèvre , dont nous avons déjà
parlé ; mais cette dernière sera encore le sujet
de quelques réflexions.

Je ne dois pour le moment m'occuper que
de l'empyème qui succède à la péricardite ,
et tâcher de distinguer les cas où le cœur est
malade, afin d'indiquer l'opportunité de l'opération. C'est en parlant de ce genre de maladies que le professeur Corvisart avoue l'avoir
pratiquée souvent , et qu'elle ne lui a jamais
réussi. Ce que l'on peut dire à cet égard sera
rendu sensible par les exemples suivans :

Schippata, du régiment d'Issembourg, que
j'avais délivré d'une fièvre rémittente perni-
cieuse dans le mois d'août 1807, sembla jouir
d'une santé paisible pendant le reste de ce
mois : mais au commencement de septembre
il se plaignit d'une douleur dans la région du

5

cœur, par laquelle lui étaient suscités des mouvemens convulsifs qui se répétaient plusieurs fois le jour ; le pouls devint irrégulier, mais l'appétit se soutenait. Peu de temps après cet homme fut atteint de scorbut, ses gencives se gonflèrent et se couvrirent d'ulcères semblables à la gangrène blanche. La puanteur de sa bouche était insupportable. Cet état céda aux lotions ou gargarismes réitérés de la décoction de quinquina et des potions antiseptiques camphrées, mais la face resta bouffie, les paupières épaisses, les extrémités supérieures et inférieures s'édématièrent, et bientôt tout le corps offrit l'ensemble d'une anasarque parfaite. Pendant les deux derniers mois de sa vie, ce militaire se plaignait constamment de sa douleur sous le tetton gauche, et des palpitations du cœur. Il était très sujet aux défaillances. Son pouls inégal et onduleux, ne correspondait pas toujours aux pulsations du cœur qui par momens se faisaient avec tant de fréquence et de force qu'on les comptait très distinctement à l'œil. On reconnaissait un liquide épanché dans la poitrine; néanmoins cet homme se tenant couché sur le côté, était toujours dans une position horizontale. La collection du liquide dans la poitrine n'était pas une raison suffisante pour

autoriser à faire l'opération, puisqu'il existait des complications fâcheuses. Malgré sa
maladie très grave, cet homme demanda à
manger jusqu'à son dernier jour, il mourut
à la fin de novembre; sa mort fut précédée
d'une syncope , et arriva presque subitement.

Son cadavre infiltré dans toute son étendue, fut ouvert : je trouvai dans l'abdomen
une grande quantité d'eau de couleur citrine ,
limpide; dans la poitrine une eau légèrement
blanchie tirant sur le verd , donnant une
mauvaise odeur ; il était difficile de distinguer le péricade qui était d'une couleur li-
vide, et confondu par des adhérences avec
le tissu cellulaire, la plèvre, et toutes les
parties environnantes, mais le cœur était au
milieu d'une poche pleine d'un pus fétide, et
à sa pointe dans sa partie antérieure étoit un
ulcère suppurant, d'un pouce de diamètre,
et profond. L'oreillette droite contenait un
polype de la grosseur d'un œuf de poule. Les
poumons étaient flétris, mais sans apparence
d'avoir été malades.

Dans le mois de février 1808, peu après
l'arrivée des troupes françaises à Rome, entra
à l'hôpital un homme qui se disait asthmatique. Il avait la respiration très courte , le

pouls très plein et onduleux, mais inégal dans ses pulsations, les battemens du cœur imperceptibles, la face et les oreilles rouges, les lèvres violettes, le nez tiré, les yeux brillans, la parole entrecoupée. Il toussait et crachait une matière mucoso-purulente assez délayée, et d'une mauvaise odeur. Il était obligé de se coucher la tête haute : il sentait une douleur gravative sous les fausses côtes à gauche.

Il me rapporta qu'il venait d'éprouver dans les hôpitaux militaires de Pise, une fluxion de poitrine dont la douleur avait été ressentie à gauche, douleur qui était accompagnée de mal-aise et d'une prostration totale des forces; qu'il avait été saigné deux fois, et qu'il était sorti au bout de vingt-cinq jours pour suivre son régiment qui se mettait en marche pour Rome. Il ne put faire sa route à pied, ni porter son sac et son arme : la respiration lui manquait aussitôt. Il se mit sur les voitures, et au bout de trois jours il éprouva, étant sur la voiture même, un frisson, une sueur froide et une défaillance qui firent craindre pour sa vie. Ayant repris ses sens, il lui parut être mieux que les jours précédens, et il put faire une partie de la route à pied. Arrivé à Rome, il ne tarda pas à cracher et à être gêné

de la respiration. Tels furent les motifs qui
l'amenèrent auprès de moi.

Cet historique et l'état dans lequel je trou-
vais le malade, me firent soupçonner qu'il
existait un empyème, et en effet je le recon-
nus à gauche, et tandis que je délibérais sur
la maladie, et que je voulais me convaincre
s'il n'y avait point de complication capable
de contr'indiquer l'opération, examen que je
croyais d'autant plus permis pendant plusieurs jours, que cet homme jouissait de toutes
ses forces et avait bon appétit, il mourut
subitement.

L'ouverture du cadavre ne fournit rien de
contraire à l'état naturel dans les viscères
abdominaux, et la poitrine étant ouverte,
au moment où le sternum fut détaché de la
plèvre par un coup de scalpel, une quantité
de pus liquide se fit jour, et l'on vit le cœur
flottant dans ce liquide, ne différant point
de l'état ordinaire, si ce n'est que les veines
coronaires étaient variqueuses. Le péricarde
était adhérent au médiastin et au diaphragme
et ne pouvait en être détaché, le côté gauche
de la poitrine étoit rempli d'un liquide pareil
à celui qui était sous le sternum. Le poumon
ne paraissait point avoir souffert.

On lit dans Morgagni, Let. XXVII, §. 8 :

Qu'un homme fort et robuste avait souffert
pendant long-temps d'ulcères aux extrémités
inférieures, qu'après ces ulcères consolidés,
il eut une affection rhumatismale très forte;
que bientôt après il sentit des douleurs de
poitrine, des mal-aises et des vertiges, et qu'il
succomba subitement par une convulsion. On
ne trouva de traces de sa maladie qu'au
cœur, dont le ventricule gauche avait été
rongé par un ulcère, qui diminuant insensi-
blement l'épaisseur et la force de sa paroi,
donna lieu à une crevasse par laquelle le sang
s'épancha dans le péricarde et causa la mort
subite. « *Is* (sanguis) *e sinistro cordis ventri-*
« *culo exierat per scissuram longam unciæ*
« *midium, et secundum illius longitudinem*
« *ductam, circa quam cordis fibræ non re-*
« *centi corrosione exesæ conspiciebantur* ».

Tel est encore l'exemple fourni par Mal-
pighi, d'un homme qui souffrait de douleurs
au cœur, et qui était sujet à de fréquentes
syncopes. Il succomba et l'on trouva un polype et un ulcère au cœur. Au rapport de
Morand (1) on sait que madame la duchesse

_____

(1) Mémoires de l'Académie des Sciences, année 1732,
page 429.

de Brunswick étant morte d'une maladie chronique, on trouva le ventricule droit du cœur
percé d'un trou, *et que les fibres charnues*
semblaient avoir été ulcérées et creusées peu à
peu jusqu'au trou qui ouvrait le ventricule.

Je suis porté à croire que l'inflammation
du cœur est toujours mortelle. Tel est aussi
le sentiment de Galien, qui ne croit pas ce
viscère susceptible de supporter le travail
inflammatoire : *Ab inflammatione aut erysi-*
pelate, dum fieri incipit, (cor) *illico, ante-*
quam augeantur hujusmodi effectus, animal
corrumpi. Et ailleurs... *Impossibile esse ut ab-*
cessum cor sustineat. Il tombe en effet sous les
sens qu'un organe dont la liberté des mouvemens est si nécessaire à la vie, et dont la
contexture toute musculeuse et nerveuse, ne
se prête pas à supporter les causes majeures
d'irritation, doit cesser sa fonction aussi-tôt
que ces causes agissent sur lui. Mais dans la
supposition que l'inflammation ait été assez
modérée pour ne pas entraîner la perte du
sujet, si elle a donné naissance à une maladie
secondaire du cœur, cette dernière se range
naturellement à côté de celles dont j'ai rapporté les exemples.

On ne se trompera pas sur la maladie chronique du cœur, lorsqu'à une douleur persis-

tante ou lancinante locale, à des battemens
spasmodiques, se joignent des syncopes, des
convulsions, un pouls inégal, différent aux
deux bras, et des mal-aises continuels. Ainsi,
toutes les fois que ces signes accompagneront
ceux qui indiquent la collection d'un liquide
dans le péricarde, ou l'épanchement dans la
poitrine, il sera superflu de tenter l'opération
de l'empyème, à moins qu'on ne voulût ajouter
aux tourmens d'un autre Prométhée, et ne rien
faire pour sa délivrance.

Mais que n'a-t-on pas écrit pour nous ins-
pirer cette sage retenue ! En quittant les écrits
des médecins pour passer à ceux des philo-
sophes de l'antiquité, on trouve dans Pline
l'ancien, une autorité digne d'être citée, et ce
n'est certainement pas des peines morales, ni
des tourmens de la vie qu'il veut parler,
lorsqu'il dit, du cœur : *Solum hoc viscerum
vitiis non maceratur, nec supplicia vitæ trahit,
læsumque, mortem illico affert.* (*Nat. Hist.
L. ii , c.* 37.) Avant lui, Aristote avait consigné dans ses écrits que le cœur ne souffre
point de maux, et que lorsqu'il en est attaqué,
il n'est pas de moyen de l'en délivrer : *Cor
solum viscerum atque omnino partium cor-
poris nullum vitium patitur grave..... cum
enim principium corrumpitur, nihil est quod*

*cæteris, quæ inde pendeant, præbere auxilium
possit. (De Partibus Animalium, Lib. III,
c. 4.)* et Aretæe : *At si cor viciatum sit, nun-
quam diutius vita produci poterit. (ut suprà,
cap. undecimo.)* Ainsi établissons pour règle
invariable que lorsque le cœur est frappé de
maladie, il impose aux affections qui se com-
pliquent avec la sienne, le sceau terrible de
l'incurabilité.

On a bien voulu dans ces derniers temps
affaiblir les craintes qu'inspirent les maladies
du cœur. On a estimé que les atteintes portées
à sa pointe par un ulcère ou une arme, etc.
sont les plus graves et les seules qui suscitent
les symptômes nerveux qui caractérisent ces
affections. On donne pour raison que cette
partie reçoit l'épanouissement d'une branche
du grand sympathique, et de la huitième paire,
ce qui augmente son irritabilité. Mais le cœur,
à sa base, ne reçoit-il pas aussi de ces nerfs?
et si l'on examine l'intérieur de ses cavités,
combien ne sera-t-on pas fondé à y trouver
des parties qui sont susceptibles de la même
excitabilité nerveuse?

Voyons dans quelles circonstances la vomique du péricarde qui a formé l'empyème,
admet ou rejette l'opération.

Lorsque le malade ayant été gêné de la respiration, ayant toussé et craché, ou bien n'ayant eu qu'une toux sèche, s'est trouvé mieux après un moment de trouble et un mouvement extraordinaire, et que les principaux symptômes de la maladie ont cessé, tels qu'une douleur gravative sous le sternum, la gêne de la respiration, la toux, et qu'il a été débarrassé d'une pesanteur incommode et d'un tiraillement habituel dans la poitrine, on peut former d'heureuses espérances, qu'autorise la connaissance physiologique des parties. On se persuade aisément que le péricarde augmenté de volume et de pesanteur, comprime l'extrémité de l'un et l'autre lobe du poumon, le gauche particulièrement, et le gêne dans son mouvement d'expansion lors de l'admission de l'air. Voilà pourquoi la respiration est courte et accélérée, et la figure rouge ; la compression qu'opère cette masse étrangère, s'exerce aussi sur le médiastin, d'où naissent la douleur gravative et le tiraillement, et si quelquefois on observe la toux et l'expectoration d'une matière muqueuse, elles sont l'effet de l'irritation portée sur les bronches par les oscillations trop fréquentes que le poumon éprouve, la respiration étant plus accélérée.

Mais ce trouble subit et rapide, à la suite

duquel les principaux symptômes morbifiques ont disparu, est le signe de la rupture
de la vomique; et si l'on est à portée de suivre
ses mouvemens, il faudra observer si elle
s'est faite dans la capacité du péricarde, ce
que l'on reconnoîtra à une douleur locale
plus incommode, aux mal-aises, aux défaillances, à l'irrégularité du pouls, aux suffocations spasmodiques, qui semblent plutôt
tenir d'une cardialgie que d'une affection des
poumons, aux éructations fréquentes, aux
maux de tête, aux vertiges, tous symptômes
nerveux qui indiquent le spasme qui pèse
sur le cœur et l'action d'une cause irritante.
Plusieurs fois le jour la face se couvre d'une
abondante sueur. Dans un pareil cas il n'est
pas possible de porter des secours; et en supposant qu'il se formât un empyème, il n'est
pas prudent d'opérer, puisque le cœur est
mortellement frappé.

Au contraire, si le pus qui est logé dans
les folioles du péricarde s'ouvre un passage
au-dehors de cette poche, se verse entre les
lames du médiastin, et y est retenu par les adhérences que le péricarde a contractées, il constitue alors une vomique acquise de la plèvre,
qui se termine comme nous avons eu occasion de le dire, et les signes auxquels on la

connaît sont la douleur gravative persistante
et le tiraillement le long du sternum, la toux,
une expectoration mêlée de pus et de sérosité; le pouls prend un rythme plus uniforme
et presque toujours fébrile; cet appareil de
symptômes en impose pour une phthisie pulmonaire. L'expectoration peut être suffisante
pour vider cette vomique, et à défaut, l'épanchement peut se faire secondairement dans
la poitrine. Je range cette espèce parmi celles
qui permettent l'opération.

C'est particulièrement dans cette dernière
vomique acquise de la plèvre, que l'on observe des fusées de la matière purulente, qui,
ayant passé à travers les lames du médiastin,
sont parvenues vers la colonne épinière où
elles ont attaqué les muscles dorsaux, ou bien
se sont glissées dans les intervalles aponévrotiques, et se sont ouvert un passage vers
le sacrum, ce qui constitue le *tabes dorsalis*,
complication très dangereuse, mais qui n'est
pas, à mes yeux, d'un poids suffisant pour
contr'indiquer toujours l'opération dans le
cas où la vomique acquise de la plèvre, s'ou-
vrirait par la suite dans la poitrine. Je m'ex-
plique.

Si le malade qui souffre d'une phthisie dorsale, entretenue par la collection du pus dans

la poitrine, est passé à un état de consomp-
tion qui dénote l'appauvrissement des humeurs et l'abolition des fonctions, il serait
inutile de l'opérer; car on est en droit de
penser que son dépérissement est l'effet de
l'absorption du pus, et que cette absorption
a d'autant plus vicié le sang et la lymphe,
que ce pus est pourvu de plus d'âcreté. Cette
âcreté du pus n'est pas seulement à redouter
à raison de son atteinte générale; mais en
agissant localement dans le trajet des fusées,
il a établi une traînée d'ulcérations que les
secours de l'art ne sauraient atteindre. On
peut juger de la mauvaise qualité du pus à
son caractère ichoreux, à l'érosion qu'il opère
sur les parties externes, sur celles même qui
sont couvertes de la peau, à son odeur infecte, et à la propriété qu'il a d'oxider les
métaux, propriété rendue sensible par les
taches que son contact laisse sur les instrumens d'acier ou d'argent. L'observation suivante est un des cas de pratique qui étayent
le mieux ce raisonnement.

Dans le mois de mars 1808 on m'apporta
à l'hôpital de Rome un militaire qui se plaignait d'une telle douleur de reins, qu'il ne
pouvait se tenir debout. C'était un grenadier
d'une structure grêle, d'une peau blanche,

d'une fibre molle, et sans barbe ; il était âgé de vingt-deux ans. Sans avoir eu des maladies qui l'eussent forcé à entrer dans les hôpitaux, il ne se sentait pas bien depuis quelque temps; il était faible, une toux sèche l'inquiétait, et il avait perdu l'appétit.

Deux jours après son entrée à l'hôpital, il fut paralysé de la moitié inférieure du corps. Les organes contenus dans la région hypogastrique ne faisaient plus leurs fonctions, c'est-à-dire, la vessie était dépourvue de sa force de contraction, et ne pouvait plus chasser l'urine que j'étais obligé de faire retirer par la sonde; le sphyncter de l'anus ne retenait point les excrémens qui sortaient sans que le malade en éprouvât le moindre sentiment. Il y avait de la chaleur dans les deux extrémités ; la circulation s'y faisait comme dans l'état naturel, mais la sensibilité y était entièrement éteinte; les stimulus les plus propres à la réveiller y furent sans effet, et les mouvemens étaient absolument nuls.

Au bout de huit jours, l'infirmier, que j'avais affecté au service de ce malade, me prévint qu'il s'écorchait au derrière. Je le visitai, et je trouvai que les tégumens sur le coccix étaient rouges et limés. Je fis redoubler de soins pour sa propreté et pour qu'on lui fît une couche commode. Je fus parfaitement secondé de ce côté. Douze jours ne s'étaient point écoulés depuis son arrivée, qu'une ecchymose, grande comme les deux mains, occupait tout le sacrum, et couvrait l'un et l'autre muscles fessiers. Dans les vingt-quatre heures cette ecchymose se convertit en une escarre noire qui se détacha de la peau par tous ses bords, et resta isolée et fixe sur le sacrum encore six jours, répandant une odeur de gangrène infecte. A sa chûte, un foyer de suppuration énorme fut mis à découvert; la plaie étant lavée, on vit le sacrum à nu et privé du périoste. Le pansement le plus anti-septique n'empêcha pas l'ulcère de faire des progrès; il acquit en très peu de jours une étendue d'un pied de diamètre, et la suppuration, toujours très abondante, infectait tellement les malades voisins, que je fus obligé de mettre cet homme séparément.

Il était au trentième jour d'hôpital, que son pouls s'était à peine éloigné de l'état naturel, la paralysie existait toujours, l'atonie des viscères hypogastriques était la même; seulement il avait de fréquentes érections, contraste singulier, ce qui empêchait quelquefois de le sonder. A cette époque, des accès

d'une fièvre intermittente quotidienne se
montrèrent. Ces accès étaient d'un assez mauvais caractère. Je les fixai par le quinquina,
mais pour peu de jours seulement, car ils re-
vinrent, et furent traités de même. Trois fois
il y eut récidive jusqu'à ce que la suppuration
s'étant supprimée, cet homme succomba après
deux mois de souffrances.

J'avais soupçonné que quelque suppuration
interne, née de l'abdomen, avait causé ces
ravages, et que la paralysie reconnaissait pour
cause la lésion des paires sacrées. L'ouverture
du cadavre ne me montra rien dans l'abdomen,
mais dans la poitrine je trouvai un empyème
peu volumineux qui avait phlogosé le péricarde et le médiastin, ce dernier était spon-
gieux et comprimé, il rendait du pus Je cherchai s'il n'y avait point communication avec
l'ulcère, et je trouvai les vertèbres lombaires
détachées des muscles par du pus interposé,
et dépourvues de périoste dans plusieurs
endroits ; l'extrémité supérieure des grands
psoas et les attaches du diaphragme confondues
par une phlogose ancienne traversée par plusieurs traînées de pus qui me parurent venir de
la poitrine. L'on conçoit que lors même que
l'empyème m'eût été connu du vivant de cet
homme, voyant le cours rapide de la gangrène

au sacrum, je n'aurais pas entrepris l'opération.

Il y a bien quelque raison de croire que l'on pourrait avec avantage opérer un empyème qui entretiendrait une phthisie dorsale, surtout lorsque le malade a assez de force, et que l'on n'a pas trouvé des contr'indications aussi graves que celles que je viens de rapporter, car dans ce cas c'est la plus simple des lois de l'hydraulique qui nous apprend qu'il faut tarir le bassin supérieur si l'on veut mettre à sec les canaux qui en découlent.

Des maladies des troncs principaux du système sanguin.

Les maladies des vaisseaux qui aboutissent au cœur me paraissaient d'abord étrangères à mon sujet ; mais en les considérant bien j'ai craint que l'on ne m'eût fait le reproche de n'en avoir pas traité: elles sont de deux sortes, 1°. actives ou dues immédiatement à un vaisseau qui s'est ouvert ; 2°. passives, ou qui reconnaissent pour cause un vice dans la circulation, existant depuis long-temps. Telles sont les vomiques lymphatiques, les hydropisies du péricarde et celles de la poitrine ou hydrothorax, toutes maladies qui, si elles ne sont véritablement un empyème, s'en rapprochent tellement qu'il est souvent difficile

de décider si c'est l'une ou l'autre de ces affections que l'on a à traiter.

Le premier ordre de ces maladies qui se
répètent assez dans la pratique, permet rarement à l'individu de prolonger sa vie. Le
plus communément la mort la plus inopinée
en est le triste résultat. Cependant il est arrivé
quelquefois qu'un vaisseau ouvert dans la
poitrine, s'est oblitéré s'il était petit, ou
qu'étant d'un ordre supérieur, l'ouverture
qui s'y était faite a été fermée par un caillot,
ou par la position du corps, étant mis en contact avec quelque partie voisine qui y exerçait
une sorte de compression. Alors une portion
du sang s'est épanchée dans la poitrine, et
a constitué un empyème dont je traiterai en
parlant des plaies pénétrantes de cette cavité.
Je passerai sous silence une maladie qui trou-
verait ici sa place, savoir la rupture du ca-
nal thorachique qui verserait le chyle dans
la poitrine. Les praticiens en ont plus parlé
par supposition que pour énoncer un fait
d'observation. Je ne l'ai jamais rencontrée.
Le professeur Corvisart n'en a pas été témoin,
et l'on est encore à savoir quels sont ses symptômes propres. Le second ordre, ou les hydropisies de la poitrine, tirent en général leur
origine d'un vice du cœur ou des gros vais-

seaux, et sont l'effet de quelqu'obstacle porté à la circulation.

Que l'on suppose un anévrysme de l'aorte. Le sang qui est versé dans la cavité gauche du cœur par les veines pulmonaires, ne peut être reçu par l'aorte qui, par la compression ou le tiraillement, ayant son calibre diminué, n'admet qu'une colonne de sang moindre de celle dans l'état naturel. Il faut donc ou que la circulation soit ralentie dans le poumon, et que le sang s'y accumule, ou que le ventricule gauche redouble d'efforts pour chasser le fluide dont il est rempli, et qui exerce sur lui la fonction d'un stimulus. Alors les mouvemens de systole et de diastole sont plus grands et plus réitérés ; mais d'une part naissent les maladies par congestion dans les poumons, de l'autre les palpitations, et autres symptômes nerveux.

Si un polype ou une hydatide occupe l'oreillette droite et le ventricule, car tel en est le siége le plus communément, moins de sang est envoyé dans les poumons, et cette quantité diminuée retranche aussi de la fonction du ventricule gauche, qui a moins à recevoir et moins à fournir, d'où l'équilibre dans la circulation est détruit. Le ventricule droit réagit autant sur le sang que sur le corps étranger qu'il

renferme, et le sang lui-même empêché de se
verser dans l'oreillette, remplit les veines-
caves et engorge les viscères abdominaux et la
tête d'où elles rapportaient ce fluide. Les veines
coronaires sur-tout deviennent variqueuses,
et cette circonstance fait que le cœur augmente de volume, se ramollit, et est très dis-
posé à se rompre. Morand en rapporte un
exemple dans les mémoires déjà cités, et dit
que la substance du cœur était si molle qu'une
sonde, sans être pressée, s'y enfonçait. C'est
dans cet état de maladie que ce viscère affaibli
attire sur lui les humeurs, les métastases et
toutes les maladies dont nous avons déjà traité,
et leur nombre est bien au-dessus de celles
qui nous sont connues.

Un fait d'observation constante est que les
maladies chroniques du cœur ou des troncs
principaux du système sanguin, produisent
une hydropisie ou limitée ou générale, et cela
doit arriver toutes les fois que le sang trouvant
quelqu'obstacle à son cours naturel, est retenu dans des lieux qui ne lui permettent pas
le séjour. En effet, si les artères versent dans
un organe ou tout autre lieu frappé de maladie,
les veines n'ont pas la faculté d'aspirer le sang,
car en supposant que leur fonction est de recevoir directement ce fluide des artères par

anastomose, ou de le pomper au moyen des pores, par un travail analogue à celui des absorbans, pour parler le langage des physiologistes modernes, ce point de contact, ou cet orifice que l'imagination voit mieux que nos sens, oppose une barrière à la circulation, car on doit supposer que les bouches ou les orifices de ces vaisseaux, doués d'une vie et d'une contractilité propres, s'irritent par la présence de l'humeur qui réveille l'excitation nerveuse, et l'obstacle augmentant de plus en plus, les humeurs qui séjournent perdent leurs qualités, et sont obligées de passer dans des couloirs qui ne leur sont point naturels. C'est alors que le système lymphatique s'emplit; mais soit encore que ce dernier ne permette pas l'abord d'une trop grande quantité de liquides, ou que ceux-ci n'étant point d'une nature homogène, ne sont point admis dans tout le département que parcourt la lymphe, et ne peuvent sortir par les voies d'excrétion naturelle; il en résulte des accumulations et des collections qui caractérisent de vraies hydropisies.

Cet état pathologique qui intervertit l'ordre des circulations n'existe pas toujours sans complication de quelque inflammation plus ou moins lente, fixée sur une partie, et c'est

alors que l'on découvre à l'ouverture des cadavres l'hydrothorax dû à des adhérences du
poumon, les vomiques lymphatiques qui se
forment plus communément entre les lames
de la plèvre, et l'hydropéricarde qui succède
à une phlogose lente de l'enveloppe du cœur,
ou à une maladie de ce viscère. Mais, ce que
les praticiens n'ont pas encore observé, c'est
que les obstacles à la circulation dans l'oreillette et le ventricule droits produisent les
hydropisies de l'abdomen ou des parties inférieures; tandis que ceux à gauche engendrent
les hydropisies de la poitrine. Voici un exemple de ces dernières.

Mon journal d'observations me fournit
celle d'un individu, pour lequel je fus con-
sulté en Istrie où je remplissais les fonctions
de médecin principal de l'armée qui y était
stationnée en 1806. Cet homme, habitant de
Capo-d'Istrie, capitale de la province, âgé
de 50 ans environ, d'un tempérament plé-
thorique, et d'une humeur colérique, n'avait
eu d'altération majeure de la santé que depuis
un an qu'il était devenu sujet aux vapeurs.
Il se plaignait d'une oppression habituelle de
la respiration, de palpitations du cœur, de
mal-aises, de suffocations pendant la nuit,
sur-tout dans les temps humides. Souvent il

sentait comme une fumée qui lui montait dans la tête, ses yeux se couvraient d'un nuage, et il éprouvait le bruissement des oreilles. Il était obligé d'être couché la tête et le tronc élevés, et lorsqu'il marchait, il affectait de se tenir très droit, la tête portée en arrière; et sans indiquer une partie qui lui causât particulièrement de la douleur, ou que l'on pût estimer le siége de la maladie, si je lui en faisais la demande, il me répondait : J'ai je ne sais quoi là dedans, portant sa main sur la partie supérieure du sternum, qui me pèse, et me cause un mal être que je ne puis exprimer. Il mangeait avec appétit, mais après un gros repas il était plus incommodé par les palpitations et les suffocations. Il avait été traité jusque là pour asthmatique.

Je ne lui trouvai qu'un pouls lent, dont les battemens et ceux du cœur étaient rarement isochrones; dans celui-ci les pulsations étaient plus réitérées et plus profondes. Je n'observai point aux extrémités d'apparence de maladie, le ventre était souple, la poitrine avait une dimension grande; examinée par la percussion, elle rendit un son obscur de l'un et l'autre côté dans sa partie inférieure, et plus sonore supérieurement. En balançant le tronc j'entendis le bruit d'un liquide : je jugeai que sa maladie était quelque vice organique hors d'état de recevoir des secours, à la suite duquel s'était établi un hydrothorax. Je lui conseillai quelques remèdes palliatifs.

Au bout d'un mois on m'annonça sa mort, subite. Je me servis de cet accident pour engager les parens à en permettre l'ouverture; et nous trouvâmes la poitrine pleine d'eau tant à droite qu'à gauche, le péricarde également distendu par ce liquide interposé entre le cœur et lui; le cœur très-volumineux, mais n'ayant aucune apparence de maladie. Le ventricule gauche contenait un gros caillot de sang, et avait une capacité triple de son état ordinaire, et dans l'espace que fournit là courbe décrite par l'aorte, était une tumeur adhérente à l'aorte même, grosse comme le poing, molle, et qui étant ouverte montra un autre caillot, et une sérosité rouge : je me convainquis que sa tunique était commune à l'artère et je décidai que c'était un anévrysme. Je trouvai les poumons violets, mais libres, les autres organes du corps étaient en bon état.

Eût-il été prudent de tenter l'opération de l'empyème pour délivrer la poitrine du liquide qui y avait manifesté sa présence ? Tout homme sensé sera pour la négative, puisque la maladie principale était inconnue. Tel fut aussi le motif qui m'imposa une utile réserve.

Je trouve dans le traité *de curandis hominum morbis*, de Pierre Frank, un exemple analogue à celui que je viens de rapporter. Le malade après avoir éprouvé tous les symptômes que j'ai dit appartenir aux maladies graves du cœur, son pouls, comme l'auteur en fait la remarque expresse, battant deux cents fois dans une minute, et étant d'abord vigoureux, dur et vibrant, par la suite intermittent, faible ou vermiculaire, et le cœur étant en proie aux mouvemens convulsifs, etc. cet homme, dis-je, mourut subitement. On trouva dans sa poitrine une grande quantité d'une eau rougie, dans le péricarde sept onces de ce liquide; le cœur très dilaté portait un anévrysme volumineux; le péricarde, les poumons et la plèvre étaient enflammés. Après cela l'auteur s'exprime ainsi : *Atqui varia quidem hic sunt quæ tum aquis in thorace stagnantibus, tum istius inflammationi, non inique possent attribui ; sed plura jubent tum aquas in pectore, tum plevræ phlogosim ab ipso cordis, vasorumque affectu, derivare.*

Les Mémoires de l'Académie des Sciences, pour l'année 1735, nous donnent l'observation d'un homme qui ayant éprouvé pendant quelque temps des palpitations de cœur très-fortes et très-incommodes, des suffocations et des évanouissemens, termina sa carrière. L'autopsie cadavérique fit voir le ventricule gauche extrêmement dilaté sans que sa paroi fût plus épaisse que dans l'état ordinaire, et l'aorte à son orifice entièrement ossifiée, d'où l'on estime que son calibre était plus resserré que de coutume, qu'elle n'était pas susceptible de dilatation, et qu'elle n'admettait pas toute la colonne de sang que le cœur lui envoyait lors de la contraction du ventricule. Aussi s'ensuivit-il la dilatation extrême de celui-ci.

On ne se lasserait pas de lire les exemples nombreux que Lancisi rapporte des morts suscitées par les maladies du cœur; voyez son traité *de subitaneis mortibus*, et celui, plus estimable, *de motu cordis et anevrismatibus.*

Les maladies de cet organe, qui ont été le sujet d'un bon travail que nous a laissé Senac, sont très compliquées et plus désespérantes encore. Ainsi, qu'elles lui soient apportées par quelque métastase, ou qu'elles dérivent directement du désordre de sa fonction, elles sont toujours dangereuses; et l'art ne pouvant les atteindre, est borné à quel-

ques vues prophylactiques qui calment pour quelques instans la force du mal, et rendent moins pénible le chemin qui conduit au terme de la vie. Pour compléter ce que j'ai fait connaître de la symptomatologie de ce genre d'affections, je transcrirai le passage suivant qui en fait une peinture achevée. (*Van-Swieten*, *t.* 1, *comment. aph.* 176.) « *Turbatur*
» *tunc miris adeo modis circulatio, oriuntur*
» *tam varia, et tam stupenda phœnomena,*
» *ut naturæ leges superare videantur. Pulsus*
» *vacillat omni modo, nunc deficiens, nunc*
» *iterum validissime insurgens ; respiratio*
» *difficillima fit, terribiles sœpe convulsiones*
» *oriuntur, dum cor quiescit, et paulo post va-*
» *lidissimo spasmo contrahitur : sic enim uno*
» *momento sanguinis motus per arterias en-*
» *cephali cessat, mox velocissimus fit, unde*
» *turbatur tam mirifice spirituum secretio et*
» *motus. Omnes sœpe sensus interni et ex-*
» *terni turbantur, intolerabilis anxietas, et*
» *frequentissima fit lucta vitœ cum morte,*
» *donec tandem hœc tantis malis finem im-*
» *ponat* ».

Paraphrénitis.

Je n'aurais pas distingué l'inflammation du diaphragme de celle de la plèvre, si la première

n'offrait des symptômes morbifiques plus in-
tenses, et sur lesquels il ne faut point prendre
le change; et s'il n'importait aussi de faire
remarquer que lorsque cette maladie est
passée à la suppuration, elle a deux termi-
naisons d'un pronostic bien différent.

Le diaphragme, muscle mince, composé de
fibres charnues, aponévrotiques et tendi-
neuses, coupant le corps dans un plan in-
cliné, sépare la poitrine de l'abdomen. Sa position le rend susceptible de participer à la maladie de beaucoup d'organes, puisqu'il touche
ceux de la poitrine, et que les principaux
du bas ventre lui sont contigus. Il peut donc
être atteint d'inflammation idiopathiquement
ou sympathiquement; et si cette inflammation
tourne à la suppuration, le pus qui en pro-
vient ne reste pas long-temps dans le muscle,
qui trop mince, et comprimé dans le mouvement oscillatoire des viscères, se gerce et
s'ulcère. Alors il verse dans la poitrine,
pour former un empyème, ou dans l'abdomen; terminaison fâcheuse, et sur laquelle,
pour trancher tout discours, nous porterons
le même pronostic que Boerhaave, aph. 912:
Ubi vero suppurato diaphragmate prius in-
flamnato, abscessus in cava abdominis ruptus
suum pus evomit, fit collectio ejus in abdo-

*mine, aggestio, putrefactio, tumor, viscerum
exesio, tabes, miserrima mors.*

Si pour le traitement de cette maladie on
l'a confondue avec la pleurésie, ici j'en in-
diquerai les symptômes pour apprendre à
juger si l'inflammation a pesé sur le diaphragme; car nous avons établi que dans
tout empyème il faut connaître la maladie
qui a précédé, et d'où le pus a tiré son origine.

Ces symptômes sont une violente fièvre,
la prostration générale des forces, une douleur précordiale violente qui s'augmente par
la toux, par l'inspiration, par l'expectoration, etc. Cette douleur se propage en forme
d'arc autour du corps, et descend jusqu'aux
lombes, en suivant manifestement l'étendue
et les attaches du muscle. L'estomac semble
plein; il y a nausée, vomissement; les fonctions du corps s'exécutent avec peine, et en
augmentant les souffrances; aussi la respiration est courte, sublime et accélérée, ce
qui est l'effet de la contraction spasmodique
des fibres du diaphragme, qui ne peut être
refoulé ni en haut ni en bas, malgré le jeu
des organes qui s'exercent sur lui, ce qui
rend les douleurs encore plus vives. Les
déjections alvines et urinaires deviennent

rares, le mouvement intestinal n'étant pas entretenu. Les symptômes nerveux se joignent
bientôt à cet appareil de la maladie, tels sont
le hoquet, le ris sardonique, le soubresaut
des tendons, les convulsions et le délire.

L'issue de cette maladie, sur laquelle on
a peu écrit, est ordinairement malheureuse;
et j'en démontrerais le danger si je n'étais
borné à en considérer les effets par rapport
à la poitrine; néanmoins, il peut se faire
que le malade échappe, et qué l'inflammation
ait tourné à la suppuration. Si quelque temps
après on découvre un empyème, on devra
se hâter de pratiquer l'opération, parce que
plutôt on débarrassera la poitrine du pus,
et plutôt l'abcès qui l'a fourni et l'ulcère qui
l'entretient se détergeront et se fermeront,
puisque la cause irritante locale aura été en-
levée. Je ne partage pas l'opinion de ceux
qui veulent que les mouvemens habituels
que ce muscle exerce soient un obstacle à
la cicatrisation; j'estime, au contraire, que
cette espèce d'empyème est la plus dénuée de
complication et la plus guérissable.

Plaies pénétrantes de la poitrine.

Les cas où une plaie pénètre dans la poitrine sont très multipliés ; les uns sont limités à la perforation simple de cette cavité, dans les autres l'atteinte va jusqu'à un des organes qu'elle renferme, et dans quelques circonstances l'arme ayant pénétré dans l'abdomen, arrive jusqu'à la poitrine en traversant le diaphragme.

Je n'entretiendrai point mes lecteurs de l'importance et des soins qu'exigent ces blessures ; le traitement chirurgical remplit les premières indications, et le médecin n'a rien à faire alors ; ce n'est que lors de l'apparition d'une fièvre, après que les principaux symptômes s'étaient calmés, ce qui arrive du dixième au vingtième jour de la maladie, quelquefois plus tard. Cette fièvre est le symptôme de quelque trouble intérieur ; alors on doit diriger ses recherches vers la capacité de la poitrine, et tâcher de reconnaître s'il s'est fait un épanchement dans cette cavité.

Rien de plus ordinaire que de voir le sang que fournit un vaisseau sanguin ouvert, comme seraient les intercostaux, ou ceux du poumon même, s'accumuler dans la poitrine; et comme il est très difficile que l'expectoration appellé au dehors ce sang épanché, il subit une décomposition, et ne tarde pas à se convertir en pus. *Quod si sanguis ex vulnere aut vena fluxerit in superiorem ventrem, necesse est pus fieri.* Hipp. *de morbis.*

La conversion du sang en pus, selon quelques auteurs, est l'effet de l'agitation mécanique de cette humeur dans la poitrine, agitation qu'exerce sur lui l'action continuelle du poumon et du diaphragme. Je pense que ces conditions ne sont pas suffisantes, et qu'elle en requiert d'autres que je trouve dans la composition naturelle du sang et sa tendance à la putréfaction, dans sa privation du principe de vie, dans sa chaleur augmentée, et dans l'association plus ou moins délétère qu'il contracte des vices de l'air dans des circonstances qui dépendent uniquement de la nature de la blessure.

Il est connu des hommes, tant soit peu versés dans la chimie, que plus un liquide est composé, plus il a de tendance à changer de nature, car sa liquidité est un obstacle à la conservation de l'équilibre de proportion entre les parties constituantes, et la prédominance de l'une d'elles entraîne bientôt la dégénération des autres et la décomposition de la masse; c'est dans ce moment que cesse le principe de vie, qui n'est autre chose que cette force d'affinité et de proportion qui tient liés entre eux les principes constitutifs du sang. Mais dans la supposition qu'une vie inerte conserverait au sang toutes ses qualités, comme on peut estimer que cela se passe dans les asphyxies, et autres maladies où la circulation semble suspendue, si un degré de chaleur insolite vient frapper cette humeur hors de ses couloirs, il la met dans les conditions favorables à la fermentation : cette chaleur peut être fournie par une fièvre violente ou par les oscillations des organes, et activée ou ralentie selon le tempérament de l'individu.

Scultet nous a donné l'observation d'une plaie pénétrante de la poitrine qu'il dilata le troisième jour. La plaie ne fournit que du sang; mais le malade se plaignit que lorsque ce sang était sorti, il avait senti une chaleur brûlante à la partie, comme si on y eut passé une bougie allumée.

L'air qui aborde dans la poitrine, et qui vient en contact avec le sang épanché, est de deux sortes : ou il s'introduit par la plaie, et par sa fraîcheur et sa composition naturelle il facilite moins la corruption du

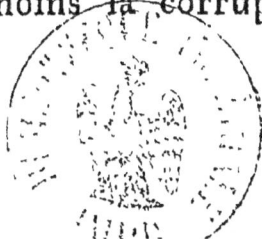

sang; ou fourni par le poumon qui aurait été blessé, il vient désoxigéné, plus chaud et plus pourvu d'azote, toutes circonstances qui hâtent singulièrement la fermentation et la dissolution du sang.

Sur les prénotions, quoique superficielles, que j'ai données de la fermentation du sang, on jugera pourquoi l'empyème sanguin est quelquefois mortel en peu de jours, quoique n'étant pas porté à un degré d'accroissement extraordinaire.

Dans cette sorte d'empyème les organes contenus dans la poitrine souffrent fortement de cette fermentation intestine.

On a donné comme un des signes qui indiquent la blessure du poumon, l'emphysème plus ou moins étendu qui survient à la suite des plaies pénétrantes de la poitrine. J'ai vu un homme qui, ayant été ainsi blessé, devint gonflé comme une outre dans l'espace de vingt-quatre heures; on eût dit que par l'insufflation on avait distendu sa peau, comme les bouchers ont coutume de faire immédiatement après la mort des animaux; l'emphysème occupait tout le corps, et n'avait épargné que la plante des pieds et la paume des mains. Cet homme survécut à sa maladie.

Les Mémoires de l'Académie des Sciences, année 1713, contiennent l'observation d'un individu qui mourut cinq jours après avoir été blessé à la poitrine, et ayant le tissu cellulaire et la peau tellement distendus par l'air, que l'on a estimé que les muscles de la poitrine étaient séparés de la peau à une hauteur de onze pouces, ceux de l'abdomen, de huit, ceux du cou, de six, et toutes les autres parties, de quatre ; les yeux même avaient été poussés hors de l'orbite par le volume disproportionné qu'acquit le tissu cellulaire qui remplit le fond de cette cavité ; l'emphysème n'avait épargné que la plante des pieds, l'intérieur des mains et le sommet de la tête.

Ces observations ne suffisent pas pour me convaincre que l'air vient toujours du poumon dans l'emphysème qui complique les plaies de la poitrine ; ce dernier n'a lieu que par la pression de l'air, d'où qu'il ait tiré sa source, et par sa fuite par une ouverture que lui prête le tissu cellulaire dans le lieu de la blessure intercostale. Ainsi l'air que celle-ci aura laissé entrer, refoulé par la dilatation du poumon lors de l'inspiration, et pressé de sortir avec une vîtesse plus grande que celle qui l'a introduit, est contraint de

chercher d'autres voies que celle de la blessure même. Outre cette disproportion dans
les mouvemens du fluide élastique, il en existe
encore dans sa masse, puisque quelques pouces
cubes d'air atmosphérique introduits s'y mul-
tiplient par la raréfaction, en raison de la
chaleur de la poitrine.

Je ne sais si l'on doit croire religieusement
au danger qu'un physiologiste moderne suppose résulter de l'introduction de l'air dans
la poitrine. Richerand (1) assure que si l'air
entre par la plaie dans un des côtés de la
poitrine, le poumon de ce côté cesse sa fonction. Il suppose que l'air contenu dans la cavité oppose une résistance supérieure à la
force de l'organe dilatable par l'air, et que
si l'on pratiquait une autre ouverture au côté
sain dans la vue d'y opérer le même méca-
nisme, la vie cesserait par l'abolition absolue
de la respiration. Je ne vois point par quel
calcul probable cet auteur, d'ailleurs très-
digne d'estime, peut prouver son assertion.
Je pense, au contraire, que l'air introduit
par la trachée a non-seulement une force
de compression égale à la résistance de celui
qui est dans la poitrine, mais qu'il en ac-

_____

(1) Nosol. Chir. t. 3. *Paris*, 1806.

quiert de l'organe pulmonaire qui, dans ses
actes vitaux, tend alternativement à la contraction ou à l'expansion, en quoi il est
facilité ; et que ces deux mouvemens, la
dilatation et le resserrement alternatifs du
thorax, ne reconnaissent pas pour agent ou
pour stimulus unique l'air qui pénètre dans
les cellules aériennes. Les exemples d'emphysème en sont une preuve ; car ce qui
arrive dans un cas devrait arriver dans tous,
et le tissu cellulaire ne devrait pas être contraint à recevoir un fluide qui serait doué
d'une force de résistance capable de suspendre le jeu des poumons. Une autre raison
à donner, est que si le poumon est capable
d'une certaine extension dans l'hydrothorax,
ou lorsqu'il y a collection du pus, et s'il chasse
en quelque sorte ces liquides, pourquoi n'aurait-il la même force à opposer à l'air ? Du
reste, la plaie pénétrante de la poitrine n'étant
qu'une opération d'empyème accidentelle, l'air
ne devra pas être plus contraire au jeu des
poumons dans un cas que dans l'autre. En
rapportant mon observation de l'empyème,
j'ai fait connaître que l'air introduit par la
plaie était chassé lorsque le poumon se di-
latait par l'inspiration, et ce fait est bien
plus éloquent et plus croyable que tous les

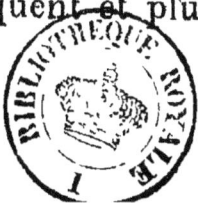

raisonnemens que cette question peut faire naître.

J'aime mieux l'opinion du savant professeur Dumas, qui dit de la respiration (1): « On n'obtiendra une explication raison- » nable de ses phénomènes, qu'en combi- » nant les causes mécaniques qui agissent » sur la poitrine, avec les forces vitales inhé- » rentes aux organes pulmonaires qui les » rendent capables de s'irriter, de sentir, de » se mouvoir, afin de se fermer et de s'ou- » vrir à l'introduction de l'air. »

Au rapport-du même auteur, Debremond a ouvert l'un et l'autre côté de la poitrine de différens animaux sans intéresser le poumon, et il a observé que l'air entré par les plaies n'empêchait pas les mouvemens d'inspiration et d'expiration; d'où il a sagement conclu que le poumon doit avoir une force suffisante pour, en se dilatant, surmonter la pression de tout le poids de l'atmosphère.

A ces considérations pneumatiques, je joindrai celles que fournit la blessure dans les plaies pénétrantes de la poitrine. Son orifice plus large que le fond, imitant impar-

_____

(1) *Voyez* Élém. de Physiologie, t. 3. *Paris,* 1800.

faitement un cône tronqué dont la base serait à l'extérieur, favorise l'entrée d'une colonne d'air plus forte que celle dont elle permet le retour par son sommet ; avec cet inconvénient se rencontreront aussi pour obstacle, la sinuosité de la plaie, un lambeau de la plèvre costale, une portion flottante du tissu cellulaire ou des muscles, des humeurs épaissies, qui, imitant la fonction d'une valvule, boucheront en tout ou en partie le trajet de la blessure ; et la résistance que l'air éprouve, augmentant son ressort, fait qu'il pénètre dans le tissu cellulaire, qu'il presse successivement les colonnes déjà introduites, et qu'il les pousse dans toutes les parties de ce système susceptibles d'extension.

Ainsi, sans rejeter l'idée que l'emphysème est produit par l'air que fournit une blessure du poumon, je suis persuadé qu'il peut se former aussi lorsque cet organe est dans toute son intégrité. Un cas d'emphysème dû au poumon, est celui consigné dans les Mémoires précités pour la même année. Un homme ayant eu deux vraies côtes fracturées sans lésion des parties externes, une tumeur pleine d'air, se montra bientôt sur la partie malade, et se propagea sur toute l'habitude du corps. Cet homme mourut quatre jours après son accident. On trouva que la plèvre pulmonaire avait été déchirée par les aspérités ou les fragmens des os fracturés, et qu'elle avait contracté une adhérence avec eux. Il n'y eut point d'épanchement dans la poitrine.

Les considérations que je viens de donner sur l'air introduit dans le thorax par une plaie, m'ayant éloigné de mon objet, je reprends ce que j'avais à dire sur l'empyème qui succède aux plaies pénétrantes de la poitrine; celui qui est formé par le sang épanché dans cette cavité. Cette espèce est des plus dangereuses, et quoique le liquide n'y soit pas en quantité suffisante pour occuper tout le côté où s'est fait l'épanchement, et priver ainsi le poumon de sa fonction, elle n'en est pas moins mortelle en peu de jours.

Hildan rapporte qu'un jeune homme de la campagne, aggravé par le poids d'un fardeau sous lequel son corps fléchit, n'ayant été que légèrement incommodé pendant quatre jours, avait repris ses travaux, mais il fut bientôt saisi de la fièvre, d'asthme, de délire, d'insomnie et de défaillances, et mourut le onzième jour. On trouva le péricarde et la plèvre pleins d'un pus sanieux, et ces membranes, le cœur, les poumons et le diaphragme attaqués d'érosion par ce pus.

Tout ceci était la suite d'une hémorragie interne qui eut lieu le jour de l'accident.

Dans ce cas il est à redouter que les poumons, et les autres parties, ne souffrent de la présence de l'humeur épanchée, tandis que dans ceux qui nous ont occupé jusqu'à présent, nous avons appréhendé, comme complication funeste, une maladie primitive et incurable des poumons ou du cœur. Cette crainte est fondée sur ce qu'au moment de la fermentation putride du sang il se dégage des gaz qui ont des propriétés âcres et caustiques, et que l'acrimonie, et la pestilence du sang ne sont adoucies par rien, puisque, si dans les autres maladies nous avons vu la sérosité abonder dans la poitrine, dans celle-ci la fièvre aiguë qui se met de la partie, absorbe tout l'humide, le verse sur d'autres parties, ou interrompt les secrétions et les excrétions ; ce qui fait que chez les sujets qui succombent aux inflammations très aiguës de cette cavité, on la trouve entièrement aride.

Il est donc urgent de délivrer la poitrine, car si la blessure n'a intéressé que le thorax, si elle a épargné les organes contenus, la guérison en est facile. Si même le poumon a été blessé, il pourra se faire qu'il contracte une adhérence avec les côtes dans le lieu de la blessure, ce qui est une circonstance heureuse.

On a proposé pour cet empyème divers moyens de le vider, savoir, les seringues à syphon, dont le tube, introduit dans la poitrine par la plaie, pomperait le liquide qu'elle contient; mais ce moyen est plus ingénieux que possible. Ambroise Paré est parvenu à vider la poitrine en faisant coucher le malade de manière que le liquide fût conduit par une pente naturelle vers l'ouverture de la plaie qui était située à la partie supérieure de la poitrine. Le succès d'une telle manœuvre n'est point dépourvu de vraisemblance, et pour la rendre plus utile, on agrandit la plaie si elle est trop petite.

Néanmoins, les bons praticiens ne balancent point à pratiquer l'opération de l'empyème dans la partie la plus déclive de la poitrine, lorsque la plaie est trop au-dessus du niveau du diaphragme.

Hepatitis, Splenitis.

Deux origines de l'empyème sont encore les dépôts que le foie ou la rate verse dans la poitrine en traversant le diaphragme; je traiterai conjointement ces deux maladies, les considérations thérapeutiques étant les mêmes.

Le foie est rarement attaqué d'inflammation, et la rate moins que lui, ou du moins
on doit dire que le travail inflammatoire n'est
pas aussi actif chez eux, que dans beaucoup
d'autres organes. Cela tient-il, comme quel-
ques-uns le pensent, à ce que les artères y
ont moins de jeu que les veines, ou à leur
contexture, ou à leur fonction, qu'ils exécutent avec plus de lenteur? Je crois que la
chose est à décider encore. Tout ce que l'on
connaît de certain, c'est qu'après des douleurs à l'hypocondre, le désordre des fonctions digestives, plus ou moins de fièvre, etc.
quelque temps s'étant écoulé, on soupçonne
qu'il y a un dépôt. Ces cas toujours fort téné-
breux ne sont pas exempts de danger, car si
le dépôt s'ouvre dans la capacité abdominale,
on ne sait pas ce que deviendra ce pus ; et il
est à craindre qu'il ne commette beaucoup de
ravages. Si le diaphragme ayant été associé à
l'inflammation est adhérent à l'organe malade,
il prête passage au pus qui s'épanche dans la
poitrine. Cet événement ne guérit pas pour
cela la maladie de l'organe, et je considère
comme très douteux le succès de l'opération.

J'ai vu beaucoup de maladies du foie, plus
encore des obstructions de la rate ; j'ai fait de
nombreuses ouvertures de cadavres, et quoi-

que j'aie trouvé quelques congestions puru-
lentes dans les organes hypocondriques, je ne
puis pas dire avoir observé jamais la moindre
communication avec la poitrine. Ma pratique
ne me fournissant aucune observation analogue, je me limite, quant à l'empyème qui
peut se former dans ces cas, à un silence plus
sage sans doute, que l'incertitude sur laquelle
reposerait mon opinion, pour ou contre l'opération.

Les maladies dont je viens de traiter ayant
causé un empyème, ont pour effets communs,
outre l'incurabilité promise par plusieurs d'entr'elles, d'introduire dans la circulation une
humeur délétère qui attaque d'autant plus
toutes les fonctions, qu'elle est de nature plus
âcre, et cette âcreté n'est pas chose facile à
expliquer, ni à prévenir, puisqu'elle dépend
de l'idiosyncrasie de l'individu et de plusieurs
autres circonstances que l'on ne peut prévoir.
Aussi de cette lésion des fonctions naissent
l'abolition de la faculté digestive, et la diarrhée : plus d'assimilation ; le corps se dessè-
che, et se dépouille des cheveux, comme un
arbre à l'entrée de l'hiver perd les feuilles qui
faisaient l'ornement de ses rameaux, et. présente le spectacle d'une vie éteinte. La peau
est aride, les extrémités se tuméfient, la fièvre

lente active encore plus la destruction des forces, et le marasme le plus complet montre que déjà la mort a frappé les parties externes, et converge vers le centre.

C'est à travers ces présages funestes que l'art cherche encore quelques ressources pour écarter le voile funèbre, et qu'il tend une main secourable à l'infortuné qui descendait au tombeau. Je vais indiquer les moyens de connaître un empyème ; je parlerai du manuel de l'opération, et je terminerai par indiquer le traitement qui convient en pareil cas.

Symptômes de l'Empyème.

Toutes les fois que les maladies aiguës de la poitrine ne se termineront pas dans les temps ordinaires, et que le malade souffrira de quelque gêne de la respiration, il faudra explorer la cavité thorachique pour s'assurer si elle ne contient pas un liquide.

La nature de l'épanchement varie : il est purulent, ou séreux, ou sanguin. Le premier tient plus spécialement des affections du poumon et de la plèvre ; le second de celles du cœur ; le troisième est produit par une plaie pénétrante dans la poitrine, ou par la rupture d'un petit vaisseau de l'intérieur de cette

cavité. Cette distinction qui souffrirait bien
quelques exceptions, est démontrée vraie dans
la plupart des cas, et quoiqu'il soit difficile de
dire précisément quel est le liquide épanché,
il n'est pas inutile de l'énoncer ici, et nous tâ-
cherons d'indiquer quelque symptôme particulier à chaque sorte d'empyème, pour jeter
plus de jour sur la connaissance des organes
malades.

Tous les épanchemens dans la poitrine ont
pour symptômes communs, la gêne de la respiration qui est plus courte et plus fréquente,
la toux, une douleur gravative dans un hypocondre, la saillie des fausses côtes du même
côté de la douleur, l'absence du son dans
cette partie de la poitrine, et le flot du liquide
sensible à l'ouïe.

Pour reconnaître par le son la présence du
liquide, le malade sera assis sur son lit, et dépouillé de sa chemise; le médecin le frappera
de l'extrémité de ses cinq doigts réunis en fais-
ceau, ou du sommet de l'articulation des pha-
langes moyennes des doigts, le poing étant
fermé. Il exercera ce moyen explorateur antérieurement et postérieurement sur la poitrine, sur la partie supérieure comme à l'inférieure, à droite et à gauche, et en comparant
le son rendu par chaque lieu, il sera bientôt

en état de juger qu'il y a un liquide dans l'une
ou l'autre chambre de la poitrine, quelquefois même dans toutes les deux.

Mais le son obscur que rend la partie malade, n'est pas un signe suffisant, puisque les
adhérences du poumon à la plèvre costale,
puisqu'une hydropisie du péricarde .fait que
la poitrine ne résonne pas. Il faut que l'ouïe
ait perçu le flot du liquide lui-même. A cet
effet, le malade également assis sur son lit et
dépouillé, sera mis en face d'un aide qui lui
appliquera ses deux mains sur les épaules,
et le tirant à soi et le repoussant tour à
tour, lui fera exécuter un léger balancement, tandis que le médecin, ayant l'oreille
appliquée aux parois de la poitrine, entend
le liquide qui se meut, et qui marque le
flot tel que le rendrait un tonneau presque
plein que l'on agiterait très légèrement; le
malade lui-même perçoit le son et le sentiment du mouvement imprimé au liquide,
et ce signe indispensable est aussi infaillible.

On comprend ordinairement au nombre
des signes la difficulté du décubitus dans une
position horizontale, et la nécessité d'avoir
le tronc élevé, ou d'être couché sur le côté
de l'empyème; ces signes sont vrais dans

beaucoup de cas, mais ils en imposent quelquefois; j'en ai fourni un exemple.

À ces signes locaux se joignent presque toujours une fièvre lente, l'œdème des pieds, la bouffissure de la face, etc.; tous ceux-ci dépendent de l'atteinte portée à tout le système, et ne sont pas d'une valeur admissible pour persuader de l'existence d'un empyème, dont souvent même ils contr'indiquent l'opération.

J'ai dit que chacune des trois espèces d'épanchement, dont j'ai parlé, a des symptômes propres. Ainsi, dans le purulent on souffre d'une douleur plus vive dans la poitrine; il y a ordinairement expectoration d'une matière séro-purulente analogue à celle de la collection, fièvre hectique, frissons, aridité et chaleur de la peau, maigreur, quelques sueurs partielles.

Dans l'hydrothorax la peau est plus crasse, et les tégumens plus épais; la face est bouffie, et s'il y a fièvre, elle se couvre d'une sueur perlée; le sommeil est coupé par le cochemar, les extrémités sont engorgées, ou seulement le bras du côté de la collection. De tous les empyèmes, c'est celui qui cause le moins de douleur dans la poitrine. Il n'y a point d'expectoration.

La congestion du sang se rapproche de la congestion purulente, et se convertit en cette dernière. Elle est caractérisée par une chaleur et une douleur très incommodes dans la poitrine, par une ecchymose aux fausses côtes, ou du moins une altération sensible de la couleur de la peau. Ordinairement l'expectoration montre la couleur et la nature du liquide contenu ; cet empyème est le plus dangereux.

Manuel de l'opération de l'Empyème.

Lorsqu'aux signes que nous venons d'indiquer on a reconnu l'épanchement d'un liquide, l'opération qui sert à évacuer ce liquide devra être exécutée ; elle se pratique de la manière suivante :

Le malade, assis sur le bord du lit, présente à l'opérateur le côté malade ; on le fait incliner légèrement vers le côté opposé, afin de faire faire saillie à l'arc des côtes que touche l'empyème, de mieux dessiner ces os, de donner à leurs espaces plus de latitude, et aux tégumens une tension qui facilite l'opération ; le malade est soutenu dans cette position par des aides.

On compte les côtes et l'on marque le lieu

de l'opération; savoir, si elle doit être faite
à droite, entre la quatrième et la cinquième,
en prenant de bas en haut, ou entre la sep-
tième et la huitième si l'on compte de haut
en bas ; et entre la troisième et la quatrième
qui correspondent à la huitième et neuvième
en prenant de haut en bas, si l'opération
doit être pratiquée à gauche. Cette différence,
dans le lieu de l'opération, est nécessitée par
l'inclinaison plus grande du diaphragme à
gauche, tandis qu'à droite le foie lui fait
faire saillie dans la poitrine. Cette distinction,
dictée par les connaissances anatomiques,
doit être d'autant plus observée, que l'on a
vu des praticiens opérant à droite, ouvrir
le ventre au lieu de la poitrine : telle est
la méprise que rapporte Ruisch, dans ses
Observations anatomiques, d'un chirurgien
qui, croyant pratiquer l'opération de l'empyème, ouvrit au-dessous du diaphragme;
et au lieu du liquide, vit sortir une portion
du péritoine qui contenait des hydatides. L'en-
droit de l'incision est au centre de la courbe
décrite par les côtes, en évitant le bord in-
férieur de la côte supérieure pour ne pas
ouvrir l'artère intercostale qui se rapproche
plus de celle-ci que de l'inférieure.

Un autre procédé, assez admis aujourd'hui, veut que l'incision soit faite plus postérieurement, afin d'atteindre le lieu le plus déclive de la poitrine, et de vider ainsi tout le liquide qu'elle contiendrait. A cette nouvelle méthode, les partisans de la première répondent que lorsque le malade est dans son lit, et penché un peu sur le côté opéré, il importe peu que l'ouverture ait été pratiquée plus postérieurement, car le centre de l'arc des côtes est alors le lieu le plus déclive de la cavité.

Un bistouri, légèrement convexe sur son tranchant, sert à cette opération ; l'opérateur en étant armé, tend d'une main la peau, et de l'autre l'incise d'arrière en avant ; il divise le tissu cellulaire et les muscles extérieurs, et reconnaissant avec le doigt indicateur qu'il est parvenu aux intercostaux, il les incise de l'extrémité de l'instrument, qu'il tient gardée par son doigt indicateur, pour ne pas attaquer le poumon. L'incision sera de la longueur de deux pouces environ. On a, avec beaucoup de prudence, conseillé de substituer le bistouri boutonné à celui dont nous venons de parler.

Ici se présente un point de controverse médicale. Faut-il vider de suite la poitrine de tout le liquide, ou employer plusieurs jours à cet effet ? Morand (1), dans un cas d'hydrothorax, pratiqua la ponction à gauche, et sept jours après l'empyème : il retira six pintes d'eau et un peu de pus. Il pense que si dès le premier jour il avait fait sortir ce liquide, le poumon n'étant pas assez dilaté pour remplir la poitrine, l'air seroit entré par la plaie et aurait nui au malade. Cette crainte est chimérique et nullement raisonnée : je vais le prouver.

Une capacité dont les parois sont immobiles ne peut être vide : celle dont les parois cèdent à un effort extérieur ne se vide pas, elle s'abolit. Dans l'opération d'une hydropisie ascite, par exemple, l'air n'entre point dans le bas-ventre, parce que les tégumens cèdent à la pression atmosphérique, que la quantité du liquide qui est sorti est en raison directe de cette pression, et que rien ne remplace ce liquide, ce qui fait que le ventre s'affaisse.

Dans l'opération de l'hydropisie de poitrine le liquide est poussé au dehors par la pression qu'exercent sur lui les viscères lorsqu'ils reprennent leur ressort naturel, ou par celle de l'air qui s'introduit. Dans le premier cas, la force n'est point persistante, mais oscilla-

---

(1) Mémoires de l'Académie Royale de chirurgie, t. 2.

toire, ce qui favorise l'introduction de l'air
comme dans un soufflet ; dans le second, ce
fluide parvient dans la poitrine pour remplir
l'espace que laisse la retraite du liquide, et
cela doit être ainsi, à cause de la fixité du thorax, de l'inertie des viscères, et de la légèreté
spécifique des fluides. Si l'air n'entrait point
dans la poitrine, le liquide n'en serait point
chassé ; toute précaution à cet égard est vaine,
tout raisonnement superflu. Morand lui-
même le prouve, lorsque, dans l'observation
précitée, voulant démontrer que le poumon
ne reprend qu'à la longue son volume., il dit
que lors même que la poitrine fut vide de
tout liquide, *il pouvait enfoncer une sonde de
quatre à cinq pouces sans toucher ni rencontrer aucune partie intérieure*, ce qui l'éton-
nait beaucoup. Mais cet espace n'était-il pas
rempli d'air ? On ne peut le nier. D'où j'estime que ce serait sans profit pour le malade,
que l'on retiendrait une portion du liquide,
soit séreux, soit purulent.

Lorsque le pus s'est écoulé, on introduit
dans la plaie une languette dont les bords
sont effilés ; on la recouvre d'une petite compresse criblée et d'un plumaceau de charpie ;
on assujétit le tout avec des compresses et
un bandage de corps, soutenu d'un scapulaire.

Le malade est reporté à son lit de repos, où on le place le tronc et la tête un peu élevés, et couché sur le côté opéré. On rétablit ses forces par un bouillon généreux ou une potion analogue, et on fait régner autour de lui le plus grand calme. Les vingt-quatre heures ne se passent pas sans qu'il déclare se trouver mieux et très soulagé.

Pendant quelques jours on renouvelle l'introduction de la languette jusqu'à ce qu'on estime que toute la matière de l'empyème est sortie ; on la supprime ensuite, ayant l'attention de recouvrir la plaie immédiatement de la petite compresse criblée pour empêcher que l'air qui entre dans la poitrime n'entraîne dans la cavité des portions de charpie. Fabrice de Hilden nous a fait connaître que des corps étrangers, introduits dans la poitrine par la plaie, ont causé des accidens assez graves, et n'ont été rendus que plusieurs mois après par l'expectoration.

Traitement.

Les soins que réclame l'individu qui a été opéré d'un empyème, se dirigent les uns à la cavité de la poitrine, les autres, et ceux qui importent le plus, regardent tout le système,

Lorsque la poitrine a été vidée d'une grande
quantité de liquide qui occupait l'un ou l'autre
côté, ou tous les deux, sa paroi interne est
plus ou moins en bon état ; car si le pus a
été âcre, la portion de la plèvre qui en était
touchée sera phlogosée, et peut-être ulcérée ;
le poumon lui-même peut en être attaqué :
voilà pourquoi, lors de l'opération, il faudra
faire attention à la qualité du pus. Les signes
auxquels on connaît son âcreté sont une
couleur non uniforme, jaune, verte et sa-
nieuse, et une odeur fétide ; il est d'une certaine consistance ; il tache de noir les instrumens d'acier ou d'argent, cause le sentiment
de brûlure ou d'astriction en passant sur la
plaie ; il la change de nature, l'irrite, et la
rend ulcéreuse ; et la preuve qu'il a attaqué
la plèvre ou le poumon, est lorsqu'il continue à couler pendant long-temps sans perdre
de ses mauvaises qualités. Dans ces cas, il
convient de pratiquer des injections faites
avec l'eau d'orge miellée, et il n'y a pas d'inconvénient à laisser ces liquides dans la poitrine, d'où ils s'échappent peu à peu dans
l'intervalle des pansemens, et sortent par la
plaie. Je ne dis pas quelles espérances on doit
attendre d'un tel état de la poitrine ; si la
guérison a lieu, elle est ordinairement tardive,

Si, au contraire, le pus qui s'est épanché
dans la poitrine y a trouvé un commencement d'hydrothorax, ou s'il a été augmenté
par l'atonie des vaisseaux absorbans, qui, ne
reprenant pas cette vapeur humide qui occupe la poitrine, la laissent se condenser,
ce sera sans doute une circonstance favorable,
et c'est alors que se formeront ces empyèmes
volumineux, dont le liquide n'est qu'une eau
laiteuse de couleur uniforme, mêlée de quelques flocons blancs ressemblant à du lait
caillé, qui répand une odeur moins putride,
qui ne tache point les instrumens, et ne
marque point d'effet fâcheux sur la plaie,
qui ne tarit pas promptement, il est vrai,
mais qui se convertit en une sérosité à peine
colorée. Dans ces circonstances, on peut estimer que la plèvre et le poumon ne sont
point malades, et qu'ils manquent seulement
du ton nécessaire pour que les absorbans
reprennent leur fonction, et épuisent par ce
moyen la source du suintement séreux. C'est
dans ces cas que les injections détersives,
pratiquées après l'opération, font sortir des
flocons caséeux, dont la poitrine se trouve
enduite intérieurement ; mais ces injections,
on doit bientôt les remplacer ou les alterner
du moins avec celles de la décoction de quin-

quina à laquelle on ajoutera quelques gouttes de laudanum liquide de Sydenham. On pour- rait les faire avec une infusion de feuilles et fleurs aromatiques, en choisissant les balsa- miques plutôt que celles à odeurs fortes, parce que dans ces dernières l'huile essen- tielle, qui est ordinairement plus irritante que tonique, causerait la toux.

L'observation que j'ai rapportée est un exemple d'empyème dû à une vomique multi- loculaire de la plèvre, et l'on en trouvera fréquemment dans la pratique; aussi, à deux ou trois reprises la suppuration, qui était presque éteinte, reparut en abondance, et en aurait imposé pour une maladie du pou- mon, si je n'avais formé un diagnostic con- traire, basé sur l'observation attentive des symptômes qui avaient précédé.

« Ce n'est, la plupart du temps, qu'après plusieurs mois, un an même, que la plaie de la poitrine se ferme; et tant qu'elle reste ouverte, elle sert, comme j'ai eu occasion de le dire, à exécuter une respiration illé- gitime opposée à celle des poumons.

L'air entre donc dans la poitrine, et si nous adoptions sur ce point le sentiment des pères de la médecine, ce n'est jamais qu'au détriment du malade. Le professeur Richerand a amendé leur opinion, et là réserve avec laquelle il s'exprime montre sa sagesse et son discernement. Comme lui, je pense que les surfaces intérieures de la poitrine contractent l'habitude d'être en contact avec l'air atmosphérique (Voy. sa *Nosog. chir.*, *t.* 3, *p.* 166); mais j'estime de plus qu'il est un excellent stimulus et un tonique dont se trouvent bien ces mêmes surfaces; car dans le cas d'empyème non compliqué d'une ulcération interne, ou après un hydrothorax, ces parties sont frappées d'atonie, et l'on sait avec quelle sollicitude on cherche, par le traitement interne, à relever le ton des absorbans pour faire cesser l'abord continuel du liquide dans la cavité. Mais pourquoi l'air ne serait-il pas employé comme moyen médicamenteux, puisque le corps s'accommode si bien de l'une de ses parties, dont on pourrait l'appeler *homogène*, plutôt que de tant d'autres remèdes; et qu'il se distribue plus uniformément sur toutes les surfaces que les liquides que l'on injecte? Pour ne pas faire de répétitions, et néanmoins, voulant compléter ce qui concerne l'action de l'air dans la poitrine, je renvoie à ce que j'en ai dit en traitant des plaies pénétrantes, et de l'opération.

Il n'est pas prudent de fermer trop promptement l'ouverture pratiquée dans l'opération de l'empyème; elle demeure fistuleuse pendant quelque temps, et l'état de santé, et le retour de l'ordre régulier des fonctions procurent, lorsqu'il le faut, la cicatrice. Avant ce moment, on devrait craindre l'accumulation vicieuse d'un reste du suintement que la plaie a fourni.

Le traitement interne, plus compliqué que celui que demande la poitrine, tend à redonner au corps sa force première.

Dans presque tous les cas d'empyème, si l'on n'excepte ceux qui se forment à la suite des plaies pénétrantes, le malade a été travaillé par la fièvre lente; il est devenu maigre, et l'on s'est apperçu du désordre de quelques fonctions. Plus la maigreur et le marasme sont portés à un haut degré, plus il faut d'attention pour conserver les jours de l'individu; aussi a-t-on vu, dans l'observation rapportée, qu'aussitôt que le malade fut capable de digérer quelque chose, je lui passai le lait d'ânesse et des bouillons consommés. Je le considérai comme venant au monde, n'ayant qu'une vie fragile et des organes incapables de digérer les alimens solides. Je le mis au régime de l'enfance, et lui donnai par degrés l'accroissement avec la vie. Peu à peu j'augmentai ses alimens, les lui variant selon son goût, et suivant volontiers ses caprices, qui, du reste, étaient assez bornés. Je fis en sorte que le physique dût au contentement de l'esprit tout ce que l'on peut attendre d'une influence heureuse du moral, et je le flattai de l'espoir de le rendre à sa famille en lui faisant obtenir son congé ; tels sont les secours dont on se trouvera bien dans tous les cas.

Considérant que l'atonie ne céderait pas au régime, je dus employer des médicamens : aussi aura-t-on à se louer de l'usage des préparations qui contiennent les principes médicamenteux du quinquina sans en donner la partie ligneuse ; on y associera utilement l'opium, le bon vin, etc. Ces remèdes peuvent suivre immédiatement le jour de l'opération, et la boisson, loin d'être débilitante ou altérante, doit être nutritive, légèrement tonique, et flatter à la fois la bouche et les houppes nerveuses des organes de la digestion. La décoction blanche de Sydenham remplit toutes ces vues ; elle plaît singulièrement aux malades, pourvu que l'on ait l'attention de la donner récente, car elle fermente dans les vingt-quatre heures. A cette boisson on peut substituer une décoction de semences mucilagineuses, soit de lin, de ris ou d'orge, dont on coupera le goût insipide en y mettant infuser les feuilles de lierre terrestre et de mélisse ou un peu de cannelle.

Il ne convient pas de trop varier le traitement; comme aussi il faut quelquefois le suspendre, afin de ne pas habituer les organes à l'action des médicamens, et pour connaître aussi quel est leur effet, et noter ce qui se passe pendant l'abstinence, ce qui servira aux indications pour les reprendre ou les modifier convenablement.

Lorsque le malade aura repris un peu de force, si l'empyème continue à fournir du pus, c'est signe que la plèvre n'est pas saine, et que les humeurs contiennent un peu d'âcreté. On se trouvera bien, dans ce cas, de l'usage des sucs d'herbes, de celles sur-tout qui sont connues par leur action dépurative. On édulcorera ces boissons dont la préparation demande des soins particuliers.

J'avais lu dans quelque auteur, que l'émétique donné en lavage était un excitant de la poitrine très préconisé. Malgré mon envie d'en faire l'essai, je ne jugeai point à propos de le mettre en usage dès les premiers temps, et je ne le conseille pas. On a trop à craindre le cours de ventre pour recourir à ce moyen. Je le propose et je m'en suis bien trouvé, lorsque les forces digestives sont rétablies ; encore faut-il lui donner une association qui châtre sa vertu purgative, et c'est ce que j'ai fait en l'administrant dans une infusion de fleurs de coquelicot édulcorée.

Il n'est pas d'ordre de maladie où l'on doive associer aux médicamens des substances qui les rendent agréables, comme dans celui qui embrasse celles de la poitrine. On sait que ces médicamens ne parviennent pas dans cette cavité s'ils sont pris par la bouche, puisqu'ils ont bientôt parcouru l'œsophage, et qu'ils arrivent promptement dans l'estomac, mais la digestion en serait inutilement troublée et les absorbans du chyle, outre qu'ils se refuseraient à les porter dans la circulation, pour corriger le vice des humeurs, perdraient de leurs fonctions, et l'assimilation des sucs nutritifs ne se ferait pas. On aurait à craindre, au contraire, de rendre malades des organes qui ne participaient point à la maladie de la poitrine, et d'une affection limitée on en ferait une atteinte générale. Il faut considérer que si notre palais et la langue jugent des saveurs avec une sagacité particulière, que si le nez distingue les odeurs, et se plaît à certaines par préférence, ces parties ont avec la surface interne de l'œsophage, de l'estomac et des intestins, des rapports de fonction et d'organisation qui autorisent à penser que ces derniers sont des sens internes dont la satis- faction contribue singulièrement à la régula- rité des fonctions.

Pourquoi, dans les maladies de la poitrine, dans celles, c'est - à - dire, dont les symp- tômes d'invasion étant effacés depuis quelque temps, ont passé à l'état chronique, pour- quoi, dis-je, l'appétit se conserve-t-il? On voit les hommes la veille de l'évacuation d'une vomique, manger avec une faim qui étonne d'autant plus qu'on leur trouve un pouls fé- brile; l'individu dont j'ai rapporté l'obser- vation, et qui avait un empyème considé- rable à gauche, avait mangé la demi-portion la veille de sa mort, et en supposant qu'on l'eût opéré, cet homme, le lendemain de l'opé- ration, aurait-il été plus malade pour ce qui est des organes digestifs, que ce qu'il était deux jours auparavant? Non sans doute, et il aurait fallu moins le droguer, que tâcher de lui conserver la force dont son estomac était doué.

Aussi, après l'opération de l'empyème, se trouvera-t-on bien d'un régime médicamen- teux, et de l'association des aromates, des baumes, des mucilages et du sucre, avec les remèdes que l'on aura jugés indispensables. Ceux-ci marcheront en quelque sorte sous la protection des premiers, et seront reçus avec plus de bienveillance.

On ne négligera pas les moyens que la gymnastique offre. Ainsi les exercices d'abord en voiture, puis à cheval, et ménagés selon l'état des forces, donneront aux organes de la poitrine une excitation salutaire, et toute la machine en retirera les plus grands avantages.

Les frictions sèches sur toute l'habitude du corps, ou limitées au dos et aux extrémités inférieures, ont la propriété de ranimer le système. Elles sont un excitant du système sanguin ; elles réveillent la sensibilité engourdie des nerfs, et rendent au système cutané sa fonction première. Elles appellent sur des parties frappées d'extinction, la vie et la circulation, et l'irritation locale qu'elles exercent fait cesser l'irritation entretenue sur d'autres parties par les causes des maladies, détruit la tendance fluxionnaire, et répand l'uniformité d'action qui constitue l'équilibre et la santé. S'il est un état pathologique qui les réclame, c'est sans doute après l'opération de l'empyème. Dans ces mêmes vues on se trouvera bien d'appliquer un cautère, et l'on a vu que chez mon malade ce dernier moyen a mis fin à la maladie.

FIN.

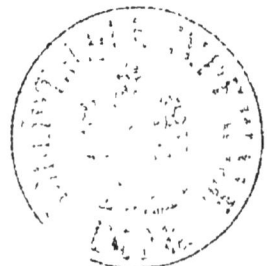

www.ingramcontent.com/pod-product-compliance
Lightning Source LLC
Chambersburg PA
CBHW062025200326
41519CB00017B/4929